高等院校药学与化学类专业精品教材

深圳大学研究生优秀教材建设项目资助

无机药物

主编： 张平玉　　黄怀义

参编： 周学昌　　刘　琼　　都秀波

　　　　叶炳权　　关安平　　温国庆

　　　　彭　震　　谢思凤　　李　丹

东南大学出版社
SOUTHEAST UNIVERSITY PRESS

·南京·

图书在版编目(CIP)数据

无机药物 / 张平玉,黄怀义主编. -- 南京:东南
大学出版社,2025.8. -- ISBN 978-7-5766-1995-9

Ⅰ. R914.3

中国国家版本馆 CIP 数据核字第 20258WF380 号

策划编辑:邹 垒　　　责任编辑:赵莉娜　　　　　责任校对:咸玉芳
封面设计:毕 真　　　责任印制:周荣虎

无机药物
Wuji Yaowu

主　　　编:张平玉　黄怀义
出版发行:东南大学出版社
出 版 人:白云飞
社　　　址:南京市四牌楼 2 号　邮编:210096　电话:025-83793330
网　　　址:http://www.seupress.com
经　　　销:全国各地新华书店
排　　　版:南京布克文化发展有限公司
印　　　刷:苏州市古得堡数码印刷有限公司
开　　　本:787 mm×1092 mm　1/16
印　　　张:9.5
字　　　数:225 千
版 印 次:2025 年 8 月第 1 版第 1 次印刷
书　　　号:ISBN 978-7-5766-1995-9
定　　　价:48.00 元

本社图书如有印装质量问题,请直接与营销部联系(电话:025-83791830)

前言 Preface

在医药学领域,无机药物具有独特而重要的地位。尽管现有书籍(如《生物无机化学》《矿物药及其应用》《化学生物学》等)涉及部分无机药物内容,但尚缺乏一部系统论述该领域的专著。因此,编写《无机药物》一书具有重要价值,它将为相关科研人员与从业者构建全面的知识体系,并提供前沿的研究视角。

无机药物在医学发展史上有着深厚的应用基础。从古代传统医学使用矿物药(比如朱砂、雄黄等),到现代无机药物在抗菌、抗病毒、抗肿瘤以及诊断治疗等很多方面发挥重要作用(如铂类药物广泛用于临床治疗肿瘤),其价值始终显著。不过,相比有机药物的快速发展,无机药物的研究与开发在一段时间里没有得到足够重视。但随着基础科学进步和疾病治疗需求的变化,无机药物的独特优势正逐渐被重新认识和挖掘,其在化学、生物学、药学以及医学等交叉学科领域的潜力也日益凸显。

本书的编写过程凝聚了众多智慧与心血。倪嘉缵院士作为生物无机化学、化学生物学领域的杰出学者,以其深厚的学术造诣和丰富的科研经验,为本书提出了诸多极具价值的建议。在章节架构设计上,倪院士建议突破传统分类方式,以无机元素在生命体中的作用以及应用领域为主线,构建更为科学合理、逻辑清晰的知识体系。这使得本书不仅涵盖无机药物的经典理论知识,还能紧密贴合当代研究热点和发展趋势,为读者呈现一幅无机药物领域的全景图。

同时,倪院士慷慨地将王夔院士的读书笔记借予我阅读,这些笔记为我提供了丰富的知识养分和灵感源泉。王夔院士是无机药物领域的权威学者,他的笔记里有很多深入的思考和独到见解,从药物设计思路到临床应用策略,都使我对无机药物有了更深刻、全面的认识,也为本书的撰写注入了新的活力和深度。惊悉王夔院士于 2025 年 7 月 6 日逝世,谨以此书表达深切的哀思与纪念。

本书共分为 11 章,内容丰富且层次分明。第 1 章为绪论,概述无机药物的范畴、发展历程、应用价值以及分类方法,为读者勾勒出无机药物的基本轮廓。第 2 章至第 10 章分别从非金属无机药物、主族金属药物、过渡金属药物、稀土金属药物、放射性金属药物、气体小分子药物以及中药中的无机药物等多个维度，对无机药物进行了全面而深入的探讨，涵盖各类无机药物的药理作用、临床应用、研究现状以及发展前景等方面。第 11 章则聚焦于无机药物的前沿与展望，深入剖析了无机药物研发前沿技术（如人工智能与大数据应用、打印技术应用、纳米技术应用、基因编辑与药物结合等），以及无机药物在精准医学、再生医学、肿瘤免疫治疗、神经退行病治疗等新兴领域的应用前沿和与其他学科的交叉融合，对未来无机药物的发展趋势进行了前瞻性展望。

本书由张平玉和黄怀义共同主编，参与编写的人员还有周学昌、刘琼、都秀波、叶炳权、关安平、温国庆、彭震、谢思凤、李丹。他们在各自领域都有深入的研究和丰富的实践经验。在倪院士的建议和鼓励下，我们秉持严谨治学的态度，反复研讨和精心撰写书中每一章节内容，力求准确、翔实地呈现无机药物领域的前沿知识和最新成果。同时，深圳大学也给予了大力支持，在此向所有提供帮助的老师们表示衷心感谢！

由于编者的水平和经验有限，书中难免存在疏漏与不足之处，恳请广大读者批评指正。

编者

2025 年 7 月

目录 Contents

第1章　绪论 ·· 001

1.1　无机药物的范畴 ·· 002

    1.1.1　发展历程 ·· 002

    1.1.2　应用价值 ·· 002

1.2　无机药物的分类 ·· 003

1.3　金属无机药物 ··· 005

1.4　临床应用的无机药物 ·· 006

1.5　无机元素的价态对药物的影响 ··· 009

1.6　晶态对无机药物的影响 ··· 010

1.7　药物剂量与疗效、毒性的关系 ··· 011

参考文献 ·· 012

第2章　非金属无机药物 ·· 013

2.1　硼在药物中的作用 ··· 014

2.2　硅在药物中的作用 ··· 015

2.3　氮、磷、砷类药物 ··· 016

    2.3.1　氮在药物中的作用 ·· 016

    2.3.2　磷在药物中的作用 ·· 016

    2.3.3　砷在药物中的作用 ·· 017

2.4　硫、硒类药物 ·· 018

    2.4.1　硫在药物中的作用 ·· 018

    2.4.2　硒在药物中的作用 ·· 019

2.5　卤素药物 ·· 020

2.5.1 氟在药物中的作用 ·· 020

2.5.2 氯在药物中的作用 ·· 021

2.5.3 碘在药物中的作用 ·· 022

2.6 对非金属无机药物的展望 ·· 023

参考文献 ·· 024

第3章 主族金属药物 ·· 025

3.1 第一主族金属药物 ·· 026

3.1.1 锂类药物 ·· 026

3.1.2 钠类药物 ·· 026

3.1.3 钾类药物 ·· 027

3.2 第二主族金属药物 ·· 027

3.2.1 镁类药物 ·· 028

3.2.2 钙类药物 ·· 028

3.2.3 锶类药物 ·· 029

3.2.4 钡类药物 ·· 029

3.3 第三主族金属药物 ·· 030

3.3.1 铝类药物 ·· 030

3.3.2 镓类药物 ·· 031

3.4 第四主族金属药物 ·· 032

3.5 第五主族金属药物 ·· 033

3.5.1 锑类药物 ·· 033

3.5.2 铋类药物 ·· 034

参考文献 ·· 035

第4章 第一过渡金属药物 ·· 037

4.1 钛类药物 ·· 038

4.2 钒类药物 ·· 041

4.3 锰类药物 ·· 044

4.4 铁类药物 ·· 045

4.5 钴类药物 ·· 046

4.6 铜类药物 ·· 048

4.7 锌类药物 ·· 049

参考文献 ·· 052

第5章 第二和第三过渡金属药物 ·· 055

5.1 铂系金属药物 ·· 056

5.1.1 铂类药物 ·· 056

    5.1.2　钌类药物 ·· 057

    5.1.3　铱类药物 ·· 059

    5.1.4　钯类药物 ·· 059

    5.1.5　铑类药物 ·· 060

    5.1.6　铱类药物 ·· 061

  5.2　非铂系金属药物 ·· 062

    5.2.1　钇类药物 ·· 062

    5.2.2　锆类药物 ·· 062

    5.2.3　钼类药物 ·· 063

    5.2.4　金类药物 ·· 064

    5.2.5　银类药物 ·· 065

  参考文献 ·· 066

第6章　稀土金属药物 ·· 067

  6.1　铈类药物 ·· 069

  6.2　钆类药物 ·· 069

  6.3　镧类药物 ·· 071

  6.4　钇类药物 ·· 072

  参考文献 ·· 073

第7章　放射性金属药物 ·· 075

  7.1　锶-89 类药物 ·· 076

  7.2　锝-99 类与锝-99m 类药物 ·· 077

  7.3　钐-153 类药物 ·· 081

  7.4　铽-161 类药物 ·· 082

  7.5　镥-177 类药物 ·· 083

  7.6　铊-201 类药物 ·· 086

  7.7　铋-213 类药物 ·· 087

    7.7.1　^{213}Bi 类药物的螯合剂 ·· 087

    7.7.2　^{213}Bi 类药物的临床应用 ·· 089

  7.8　镭-223 类药物 ·· 090

  7.9　锕-225 类药物 ·· 090

  7.10　放射性金属药物的作用机理 ·· 093

  7.11　放射性金属药物的展望 ·· 093

  参考文献 ·· 094

第8章　气体小分子药物 ·· 097

  8.1　气体小分子的生物活性 ·· 098

8.2 一氧化氮 ⋯⋯⋯⋯⋯⋯⋯⋯⋯⋯⋯⋯⋯⋯⋯⋯⋯⋯⋯ 099

8.3 一氧化碳 ⋯⋯⋯⋯⋯⋯⋯⋯⋯⋯⋯⋯⋯⋯⋯⋯⋯⋯⋯ 099

8.4 硫化氢 ⋯⋯⋯⋯⋯⋯⋯⋯⋯⋯⋯⋯⋯⋯⋯⋯⋯⋯⋯⋯ 100

8.5 氧气 ⋯⋯⋯⋯⋯⋯⋯⋯⋯⋯⋯⋯⋯⋯⋯⋯⋯⋯⋯⋯⋯ 100

8.6 一氧化二氮 ⋯⋯⋯⋯⋯⋯⋯⋯⋯⋯⋯⋯⋯⋯⋯⋯⋯⋯ 101

8.7 氢气 ⋯⋯⋯⋯⋯⋯⋯⋯⋯⋯⋯⋯⋯⋯⋯⋯⋯⋯⋯⋯⋯ 101

8.8 气体小分子药物的安全性及副作用 ⋯⋯⋯⋯⋯⋯⋯ 103

8.9 气体小分子药物的展望 ⋯⋯⋯⋯⋯⋯⋯⋯⋯⋯⋯⋯ 103

参考文献 ⋯⋯⋯⋯⋯⋯⋯⋯⋯⋯⋯⋯⋯⋯⋯⋯⋯⋯⋯⋯ 104

第9章 中药中的无机药物 ⋯⋯⋯⋯⋯⋯⋯⋯⋯⋯⋯⋯⋯ 105

9.1 朱砂 ⋯⋯⋯⋯⋯⋯⋯⋯⋯⋯⋯⋯⋯⋯⋯⋯⋯⋯⋯⋯⋯ 107

9.2 雄黄 ⋯⋯⋯⋯⋯⋯⋯⋯⋯⋯⋯⋯⋯⋯⋯⋯⋯⋯⋯⋯⋯ 108

9.3 石膏 ⋯⋯⋯⋯⋯⋯⋯⋯⋯⋯⋯⋯⋯⋯⋯⋯⋯⋯⋯⋯⋯ 108

9.4 芒硝 ⋯⋯⋯⋯⋯⋯⋯⋯⋯⋯⋯⋯⋯⋯⋯⋯⋯⋯⋯⋯⋯ 109

9.5 硼砂 ⋯⋯⋯⋯⋯⋯⋯⋯⋯⋯⋯⋯⋯⋯⋯⋯⋯⋯⋯⋯⋯ 111

9.6 明矾 ⋯⋯⋯⋯⋯⋯⋯⋯⋯⋯⋯⋯⋯⋯⋯⋯⋯⋯⋯⋯⋯ 112

9.7 炉甘石 ⋯⋯⋯⋯⋯⋯⋯⋯⋯⋯⋯⋯⋯⋯⋯⋯⋯⋯⋯⋯ 113

9.8 自然铜 ⋯⋯⋯⋯⋯⋯⋯⋯⋯⋯⋯⋯⋯⋯⋯⋯⋯⋯⋯⋯ 115

9.9 磁石 ⋯⋯⋯⋯⋯⋯⋯⋯⋯⋯⋯⋯⋯⋯⋯⋯⋯⋯⋯⋯⋯ 116

9.10 轻粉 ⋯⋯⋯⋯⋯⋯⋯⋯⋯⋯⋯⋯⋯⋯⋯⋯⋯⋯⋯⋯ 118

9.11 中药中无机药物的展望 ⋯⋯⋯⋯⋯⋯⋯⋯⋯⋯⋯⋯ 120

参考文献 ⋯⋯⋯⋯⋯⋯⋯⋯⋯⋯⋯⋯⋯⋯⋯⋯⋯⋯⋯⋯ 121

第10章 从元素缺乏病症寻无机药物契机 ⋯⋯⋯⋯⋯⋯ 123

10.1 人体必需元素缺乏导致的疾病 ⋯⋯⋯⋯⋯⋯⋯⋯ 124

10.1.1 钙元素缺乏导致的疾病 ⋯⋯⋯⋯⋯⋯⋯⋯ 124

10.1.2 铁元素缺乏导致的疾病 ⋯⋯⋯⋯⋯⋯⋯⋯ 125

10.1.3 锌元素缺乏导致的疾病 ⋯⋯⋯⋯⋯⋯⋯⋯ 125

10.1.4 碘元素缺乏导致的疾病 ⋯⋯⋯⋯⋯⋯⋯⋯ 125

10.1.5 硒元素缺乏导致的疾病 ⋯⋯⋯⋯⋯⋯⋯⋯ 126

10.1.6 镁元素缺乏导致的疾病 ⋯⋯⋯⋯⋯⋯⋯⋯ 126

10.2 从元素缺乏病症中挖掘无机药物 ⋯⋯⋯⋯⋯⋯⋯ 127

10.2.1 补充相应元素 ⋯⋯⋯⋯⋯⋯⋯⋯⋯⋯⋯⋯ 127

10.2.2 开发新型无机药物 ⋯⋯⋯⋯⋯⋯⋯⋯⋯⋯ 128

10.2.3 联合用药的策略 ⋯⋯⋯⋯⋯⋯⋯⋯⋯⋯⋯ 129

10.3 开发无机药物面临的挑战 ⋯⋯⋯⋯⋯⋯⋯⋯⋯⋯ 130

10.3.1 元素的生物利用度与安全性问题 ⋯⋯⋯⋯ 130

10.3.2 药物的稳定性与制剂工艺难题及应对策略 ·················· 131

参考文献 ··· 131

第 11 章 无机药物前沿与展望 ······································· 133

11.1 无机药物研发前沿技术 ·· 134

    11.1.1 人工智能与大数据应用 ································· 134

    11.1.2 打印技术应用 ·· 134

    11.1.3 纳米技术应用 ·· 135

    11.1.4 基因编辑与药物结合 ···································· 136

11.2 新兴领域的应用前沿 ·· 136

    11.2.1 精准医学应用 ·· 136

    11.2.2 再生医学应用 ·· 137

    11.2.3 肿瘤免疫治疗应用 ······································· 137

    11.2.4 神经退行性疾病治疗应用 ···························· 138

11.3 与其他学科的交叉融合 ·· 138

    11.3.1 与材料科学融合 ·· 138

    11.3.2 与生物物理学融合 ······································· 139

    11.3.3 与中医药学融合 ·· 140

11.4 未来展望 ··· 140

    11.4.1 多靶点药物研发趋势 ···································· 140

    11.4.2 个性化精准药物前景 ···································· 141

    11.4.3 联合治疗手段趋势 ······································· 141

    11.4.4 预防医学应用潜力 ······································· 141

    11.4.5 慢性病管理作用 ·· 141

参考文献 ··· 142

第 1 章

绪 论

1.1 无机药物的范畴

无机药物是化学与药学相互交融的重要分支,它主要聚焦于研究无机化合物,尤其是金属离子及其配合物在药物领域的应用。从本质上来说,它旨在揭示无机物质与生物体之间的相互作用规律,探索如何利用这些规律来开发安全有效的药物。

以铁配合物开发的补铁药物为例,人体需要铁元素来合成血红蛋白,缺铁会导致缺铁性贫血。科研人员利用铁离子能与特定配体形成稳定配合物,且该配合物在人体生理环境下能有效释放铁离子被人体吸收的特性,开发出富马酸亚铁等补铁药物。这种药物设计思路充分体现了通过研究金属离子及其配合物性质,开发满足治疗需求药物的过程。

与有机药物不同,无机药物研究的对象具有独特的物理和化学性质。金属离子能够展现出多样的氧化态,可形成各种稳定的配合物,这些特性为药物设计带来了新的思路。例如,某些金属离子可以作为酶的活性中心,参与生物体内的关键化学反应;或者通过与生物大分子的特异性结合,调节生物过程。

1.1.1 发展历程

无机药物的应用历史悠久,可追溯至古代文明时期。在古代,人们就已经开始使用汞、砷等的化合物来治疗一些疾病。尽管当时对其作用机制并不了解,但这些实践为后来无机药物的研发奠定了基础。

随着科学技术的不断进步,近现代无机药物取得了许多关键突破。1965年,顺铂的抗癌活性被意外发现,这一事件成为无机药物发展的重要里程碑。顺铂的出现不仅为癌症治疗带来了新的希望,也引发了人们对金属配合物作为药物的深入研究。此后,一系列铂类抗癌药物,如卡铂、奥沙利铂等相继问世,极大地推动了癌症治疗领域的发展。卡铂在研发时,是在顺铂基础上,通过改变配体结构,降低了顺铂的肾脏毒性,同时保留了较好的抗癌活性,拓宽了铂类药物的临床应用范围。

除了铂类药物,其他金属配合物也逐渐进入人们的视野。例如,钌配合物、金配合物等在抗癌、抗炎等方面的研究也取得了显著进展。这些研究成果不断丰富着无机药物的内涵,使其成为一个充满活力的研究领域。比如在钌配合物的抗癌药物开发中,科研人员发现某些钌配合物能与肿瘤细胞DNA特异性结合,干扰肿瘤细胞DNA的复制和转录过程,从而抑制肿瘤生长,相关药物正处于不同阶段的临床试验中。

1.1.2 应用价值

无机药物在疾病治疗中具有独特的优势。一方面,金属离子的特殊性质使其能够与生物分子发生特异性相互作用,从而实现对特定疾病的靶向治疗。例如,某些金属配合物可以选择性地与肿瘤细胞表面的受体结合,提高药物的疗效,降低对正常细胞的损伤。像一些以稀土金属配合物开发的靶向肿瘤药物,利用稀土金属独特的光学和磁学性质,不仅能实现对肿瘤细胞的靶向识别,还能通过成像技术实时监测药物在体内的分布和作用过程。

另一方面,无机药物在新药研发中具有巨大的潜力。随着对疾病发病机制的深入了解,人们发现越来越多的疾病与金属离子的代谢紊乱有关。因此,开发基于金属离子的药物有望为这些疾病的治疗提供新的解决方案。此外,无机药物还可以与有机药物联合使用,发挥协同作用,提高治疗效果。例如在抗疟疾药物研发中,将含金属离子的青蒿素(青蒿素结构中有过氧桥键,其作用机制与金属离子催化相关)与其他有机抗疟药物联用,大大提高了抗疟效果,有效降低了疟疾的复发率。

在临床应用方面,无机药物已经在多个领域发挥了重要作用。除了抗癌药物外,含金属离子的抗生素、抗心血管疾病药物、治疗神经系统疾病的药物等也在临床上得到了广泛应用。这些药物的使用,为许多患者带来了福音,提高了他们的生活质量。例如含铋的药物在治疗胃溃疡方面应用广泛,铋离子可以在胃黏膜表面形成一层保护膜,抵御胃酸和幽门螺杆菌的侵蚀,促进溃疡面愈合。

1.2　无机药物的分类

（1）按药物来源分类

天然矿物来源的无机药物:这类无机药物历史悠久,源自天然矿物。像雄黄,其主要成分是四硫化四砷,在古代就被用于治疗某些皮肤疾病,不过因其毒性,需经过严格的炮制处理,去除杂质并降低毒性后才能安全使用。雌黄,即三硫化二砷,同样在传统医药中有所应用。石膏,化学名为硫酸钙水合物,在中医里常用于清热泻火,可缓解发热等症状。但从矿物中提取有效成分时,面临着复杂的提纯和分离难题,需要采用多种物理和化学方法,如重结晶、萃取等,以确保药物的纯度和安全性。

人工合成来源的无机药物:随着化学合成技术的飞速发展,人工合成成为获取无机药物的重要途径。以顺铂及其系列铂类抗癌药物为例,科研人员根据肿瘤细胞的特性和药物作用机制,精心设计药物结构。通过化学反应,将铂离子与特定的配体,如氨和氯,按照精确的比例和反应条件进行结合,制备出高纯度、高活性的顺铂。这种合成方式不仅能够精准控制药物的结构,还能通过改变配体的种类和结构,对药物的性质和活性进行优化,开发出如卡铂、奥沙利铂等新一代铂类抗癌药物,以满足不同癌症治疗的需求。

生物转化来源的无机药物:生物体系在无机药物的形成和转化中发挥着独特作用。一些细菌具有特殊的代谢能力,能够将金属离子转化为具有特定活性的化合物。例如,某些细菌能够将金离子还原为纳米级别的金颗粒,这些纳米金颗粒展现出独特的生物活性,如良好的生物相容性和潜在的抗菌、抗癌能力。它们可以作为药物载体,将其他治疗药物精准地递送到病变部位,或者直接参与生物化学反应,调节细胞的生理功能,为无机药物的开发提供了全新的思路和方法。

（2）按化学结构分类

简单无机化合物药物:这类药物结构相对简单,由基本的无机元素组成。例如,碳酸锂作为一种常见的锂盐,主要用于治疗双相情感障碍等精神疾病,其作用机制是通过调节神经递质的代谢过程,稳定患者的情绪,减少躁狂发作和抑郁症状。而氧化镁和氢氧化铝则常用于治疗胃酸过多。它们能够与胃酸中的盐酸发生中和反应,降低胃酸的浓度,缓解胃酸对胃黏膜的刺激和损伤,从而减轻胃部不适。

金属配合物药物:金属配合物药物是无机药物中的重要类别,其结构中包含金属离子与配体通过配位键结合形成的复杂结构。顺铂就是金属铂与氨和氯形成的配合物,其独特的平面四方形结构使其能够与肿瘤细胞的 DNA 发生特异性结合。顺铂的两个氯原子可以与 DNA 链上的鸟嘌呤碱基发生配位作用,形成 DNA-顺铂加合物,破坏 DNA 的正常结构和功能,阻止肿瘤细胞的复制和转录过程,从而抑制肿瘤细胞的增殖。对于其他过渡金属配合物,科研人员可以通过合理设计和选择配体,如改变配体的电子性质、空间结构等,来调节配合物的稳定性、溶解性和生物活性,以满足不同疾病治疗的需求。例如,一些含钌配合物在抗癌研究中展现出独特的作用机制,它们能够与肿瘤细胞内的特定生物分子相互作用,诱导肿瘤细胞凋亡。

非金属无机化合物药物:这类药物主要包含含磷、含硫、含硅等非金属元素的化合物。含磷的磷酸铝凝胶常用于治疗胃酸过多相关疾病,如胃溃疡、十二指肠溃疡等。磷酸铝在胃内的酸性环境下,能够与胃酸发生反应,中和胃酸,降低胃酸的酸度。同时,它会在溃疡表面形成一层胶体沉淀,这层沉淀不仅能够物理性地保护溃疡面,防止胃酸和胃蛋白酶的进一步侵蚀,还能吸附胃蛋白酶和胆酸,减少它们对溃疡组织的损伤,促进溃疡的愈合。含硫的硫磺软膏是治疗疥疮、痤疮等皮肤病的常用药物。含硅化合物在骨骼健康领域发挥着重要作用。研究表明,一些含硅化合物如正硅酸乙酯的水解产物能够促进成骨细胞的增殖和分化,促进骨基质的合成。成骨细胞活性增强后,会加速骨胶原蛋白的合成,增加骨骼的有机成分,同时促进钙、磷等矿物质在骨基质上的沉积,增加骨骼的强度,预防和改善骨质疏松症。

（3）按治疗作用分类

治疗感染性疾病的无机药物:含金属离子的抗生素是这类药物的代表,其中硝酸银作为一种经典的无机抗菌药物,具有悠久的使用历史。硝酸银含有银离子,银离子具有强大的抗菌能力,能够与细菌细胞内的蛋白质或酶结合,破坏其正常生理功能,从而抑制细菌的生长和繁殖。此外,硝酸银还常用于局部治疗,如烧伤创面感染、眼部感染等,通过其抗菌作用,有效减少病原体数量,加速伤口愈合,降低感染扩散的风险,是治疗感染性疾病的重要无机药物之一。

治疗心血管疾病的无机药物:有许多新型金属配合物类药物正在研发中。例如,一些含锰配合物能够模拟超氧化物歧化酶（SOD）的活性,清除体内过多的氧自由基,减轻氧化应激对心血管系统的损伤,从而改善心肌功能。另外,一些含铜配合物可以通过调节血管内皮细胞的功能,影响血管的舒张和收缩,调节血压。这些新型药物从不同的作用机制出发,为心血管疾病的治疗提供了更多的选择。

抗癌无机药物:铂类药物是抗癌无机药物的典型代表,如顺铂、卡铂和奥沙利铂等。它们通过与肿瘤细胞的 DNA 结合,破坏 DNA 的结构和功能,阻止肿瘤细胞的增殖。除此之外,钌配合物、金配合物等在抗癌研究中也取得了显著进展。一些钌配合物能够与肿瘤细胞内的特定蛋白质或核酸相互作用,干扰肿瘤细胞的代谢过程,诱导肿瘤细胞凋亡。金配合物则可以通过调节肿瘤细胞的信号传导通路,抑制肿瘤细胞的生长和转移。

治疗消化系统疾病的无机药物：除了前面提到的磷酸铝凝胶、氧化镁、氢氧化铝等，含铋药物在治疗消化系统疾病中也发挥着重要作用。枸橼酸铋钾是一种常用的铋类药物，它在胃内的酸性环境下会形成一种不溶性的铋盐沉淀，这种沉淀能够牢固地附着在胃黏膜表面，形成一层保护膜，有效地抵御胃酸和幽门螺杆菌的侵蚀。同时，枸橼酸铋钾还具有一定的抗菌作用，能够抑制幽门螺杆菌的生长和繁殖，促进胃溃疡的愈合。

治疗神经系统疾病的无机药物：锂盐是治疗精神疾病的重要药物之一，如碳酸锂常用于治疗躁狂抑郁症。锂元素能够调节神经系统的多种生理过程，它可以影响神经递质的合成、释放和摄取，调节神经细胞膜的离子转运，稳定神经细胞的兴奋性。通过这些作用，锂盐能够有效地稳定情绪，改善躁狂和抑郁症状，提高患者的生活质量。

1.3　金属无机药物

在无机药物中，金属无机药物占比较多。金属元素，是指具有金属通性的元素，其价层电子数较少，在化学反应中易丢失电子。迄今为止，自然界存在及人工合成的金属元素已达 90 多种，位于元素周期表的左方及左下方，包括 s 区（除 H 外）、d 区、ds 区和 f 区的所有元素及 p 区左下角的 10 种元素。在元素周期表（图 1-1）中，金属元素占据了 50% 以上，展示了金属元素种类的多样性及其在分子合成中的潜力。金属在营养物质和药物中发挥着至关重要的作用。在自然界中，绝大多数金属以化合态存在，少数金属例如金、银、铂、铋以游离态存在。金属药物是指金属离子或金属配合物与生物分子相互作用的药物。金属药物的生物活性不仅取决于配体的结构，也与金属中心的电子结构和配位方式息息相关。不同金属中心的配位化合物在生物活性方面大相径庭，如以铂、银、锂、钒和金为配位中心的金属药物分别具有不同的治疗效果。金属及其化合物在医药学中的应用已有 5 000 年的历史。早在古代就已经有金属药物的使用记载，古代应用矿物铅、钒、砷、钙等治疗疾病。

图 1-1　简略元素周期表　　　　　图 1-1 彩图

在生物体内,H、C、O、N、P 和 S 占据很大部分,它们组成生物体中的蛋白质、糖类、脂肪、核酸等有机物,是生命的基础物质;而金属元素,如 Na、K、Ca、Mg、Fe、Zn、Cu、Co 等,同样承担着关键的生理功能,涉及细胞分裂、神经传导、肌肉活动等重要生理过程,尤其是某些过渡金属元素,在金属蛋白和金属酶的诸如催化、电子转移和与外来分子的结合等生物功能中起到极其重要的作用。此外,金属元素还会影响细胞壁结构、脂蛋白膜强化以及核糖体结构,进而调控蛋白质合成。金属元素种类和浓度的失衡可能引发多种疾病,如缺铁、铜、钴引起贫血,镉过量与心血管疾病相关,硒含量异常会产生毒性或导致病毒诱发的癌症。

为了维持体内金属元素的平衡,常使用金属螯合剂来清除体内过量的金属元素。比如,1,2-二巯基丙醇可清除多种有害元素,乙二胺四乙酸(EDTA)可有效去除多种金属离子,青霉胺能治疗威尔逊氏症等。此外,一些金属配合物还具备杀菌、抗病毒、抗癌等生物活性。深入了解生物体内金属离子的功能机制和相关疾病的发生机理对于研制相应的金属药物具有重要意义。

1.4 临床应用的无机药物

金属药物因其广泛的用途和优异的药物性能,已成为医学领域备受关注的重要组成部分。这些药物中含有多种对人类生命至关重要的金属元素,如铂、锂、银、铋等,此外,还有包括放射性核素在内的约 46 种其他非必需金属。这些金属药物在抗癌、抗菌、抗病毒等多个领域的应用展示了它们在现代医学中的重要性。部分上市的金属药物见表 1-1,部分临床金属药物的结构式如图 1-2。

铂类药物是金属药物中最为突出的代表,占据了癌症化疗药物的一半以上。自从顺铂于 1978 年获得美国食品药品监督管理局(FDA)批准用于治疗睾丸癌以来,这一里程碑事件不仅引发了医学界对金属药物的广泛关注,也促进了无机药物的快速发展。顺铂的研发成功使得研究者们认识到金属化合物在抗癌治疗中的潜力,推动了更多金属药物的开发和应用。为了改善顺铂的疗效和减少副作用,奥沙利铂应运而生。该药物在 20 世纪 90 年代获得批准,用于治疗结直肠癌,尤其是在对传统化疗方案耐药的患者中显示出良好的疗效。奥沙利铂的独特结构使其在抑制肿瘤生长的同时降低了对肾脏的毒性,显著改善了患者的耐受性和生活质量。此外,卡铂也是一种在顺铂的基础上改良的铂类药物。卡铂的设计旨在减少顺铂的一些副作用,尤其是肾毒性和神经毒性,使其成为卵巢癌和非小细胞肺癌治疗的首选药物之一。卡铂的良好耐受性和有效性,使其在临床上得到了广泛应用,成为治疗多种癌症的重要武器。

锂类药物,如碳酸锂,广泛用于治疗双相情感障碍,帮助患者稳定情绪,减少躁狂和抑郁发作的频率。银类药物则以其强大的抗微生物特性而闻名,硝酸银等药物被用于局部感染的治疗,尤其是在烧伤和溃疡的管理中。铋类药物,如枸橼酸铋钾,因其广谱抗生素特性而被用于治疗胃肠道疾病,尤其是幽门螺杆菌感染。

历经多年,各类金属药物研究成果已经逐步应用于医药领域。例如,硫糖铝于 1981 年获得 FDA 批准用于治疗胃肠溃疡,金诺芬于 1986 年被批准用于治疗类风湿性关节炎,2021 年叶绿素铜钠胶囊在中国经国家药品监督管理局(NMPA)批准用于治疗急慢性肝炎及白细胞减少症,标志着金属药物在临床应用上的不断扩展。较新的进展包括 2024 年 FDA 批准的钆特酸葡胺,它用于脑、脊柱及相关组织的磁共振成像(MRI),进一步拓宽了金属药物在医学影像学中的应用。

金属药物的研究重点不仅在于其临床应用,还包括合成方法和作用机制的探索。深入了解金属药物与体内生物分子之间的相互作用,以及金属药物的作用机制,对于推动新药的开发和优化现有治疗方案至关重要。研究者们正在积极探索金属药物如何通过与细胞内的酶、DNA、蛋白质等生物分子相互作用,发挥其药理作用。这些前沿研究有望为金属药物的进一步发展和应用提供新的思路和方向。在接下来的部分,我们将重点介绍各类金属药物与体内生物分子之间的作用机理,以及金属药物领域的前沿研究。

表 1-1　部分上市的金属药物

金属	药物名称	批准单位(时间)	用途
锂	碳酸锂	FDA/EU(1970)	双相情感障碍
镁	硫酸镁	FDA/EU(1994)	癫痫发作、子痫
铝	硫糖铝	FDA/Italy(1981)	胃肠溃疡
钾	氯化钾	FDA/EU(1920)	血钾过少
钙	醋酸钙	FDA/EU(2007)	高磷酸盐血症
铁	柠檬酸焦磷酸铁	FDA(2019)	缺铁性贫血
铜	叶绿素铜钠胶囊	NMPA(2021)	急、慢性肝炎的辅助治疗,白细胞减少症
锌	醋酸锌	NMPA(2024)	肝豆状核变性(又称威尔逊氏症)
钴	维生素 B_{12}	FDA/Italy(1989)	便秘、恶性贫血
镓	硝酸镓	FDA(1991)	癌症相关高钙血症
砷	美拉胂醇	France(不详)	昏睡病
锶	雷尼酸锶	EU(不详)	骨质疏松症
钇-90	替伊莫单抗	FDA/EMA(2002)	非霍奇金性淋巴瘤 B 细胞型,套细胞淋巴瘤
锆	环硅酸锆钠(利倍卓)	EMA/FDA(2018)	高钾血症
锝	锝[^{99m}Tc]双半胱氨酸	NMPA(2021)	诊断各种肾脏疾病引起的肾脏血液灌注、肾功能变化
钯	帕利泊芬	EMA(2017)	前列腺癌
银	磺胺嘧啶银盐	FDA/EU(1975)	烧伤和褥疮的感染
铟	^{111}In-羟基喹啉	FDA(2019)	自体白细胞标记,炎症
锑	锑酸葡甲胺	France/Spain(1952)	利什曼病(尤指黑热病)
镧	碳酸镧	FDA(2013)	高磷血症
钐-153	来昔决南钐	FDA/EMA(1997)	癌症疼痛、骨痛(骨痛)
钆	钆特酸葡胺	FDA(2024)	脑、脊柱和相关组织的磁共振成像

续表

金属	药物名称	批准单位（时间）	用途
镥-177	镥[^{177}Lu]氧奥曲肽	FDA/EMA（2017）	神经内分泌肿瘤
铂	顺铂	FDA/EU（1978）	睾丸癌、宫颈癌、卵巢癌、头颈部癌；膀胱癌、鳞状癌、非小细胞肺癌
金	金诺芬	FDA/EU（1986）	类风湿性关节炎
汞	二溴羟基汞荧光红二钠盐	FDA/EU（不详）	防腐，抗菌
铊	氯化亚铊[^{201}Tl]	NMPA（2022）	心肌梗死或者是心肌缺血进行诊断以及定位
铋	枸橼酸铋钾	FDA/EU（2006）	幽门螺杆菌感染；十二指肠溃疡和消化性溃疡
镭-222	二氯化镭	FDA/EMA（2013）	骨转移，激素难治性前列腺癌

注：其中镓金属的药物硝酸镓在 2016 年已停产，汞的药物二溴羟基汞荧光红二钠盐在 1998 年已停产。

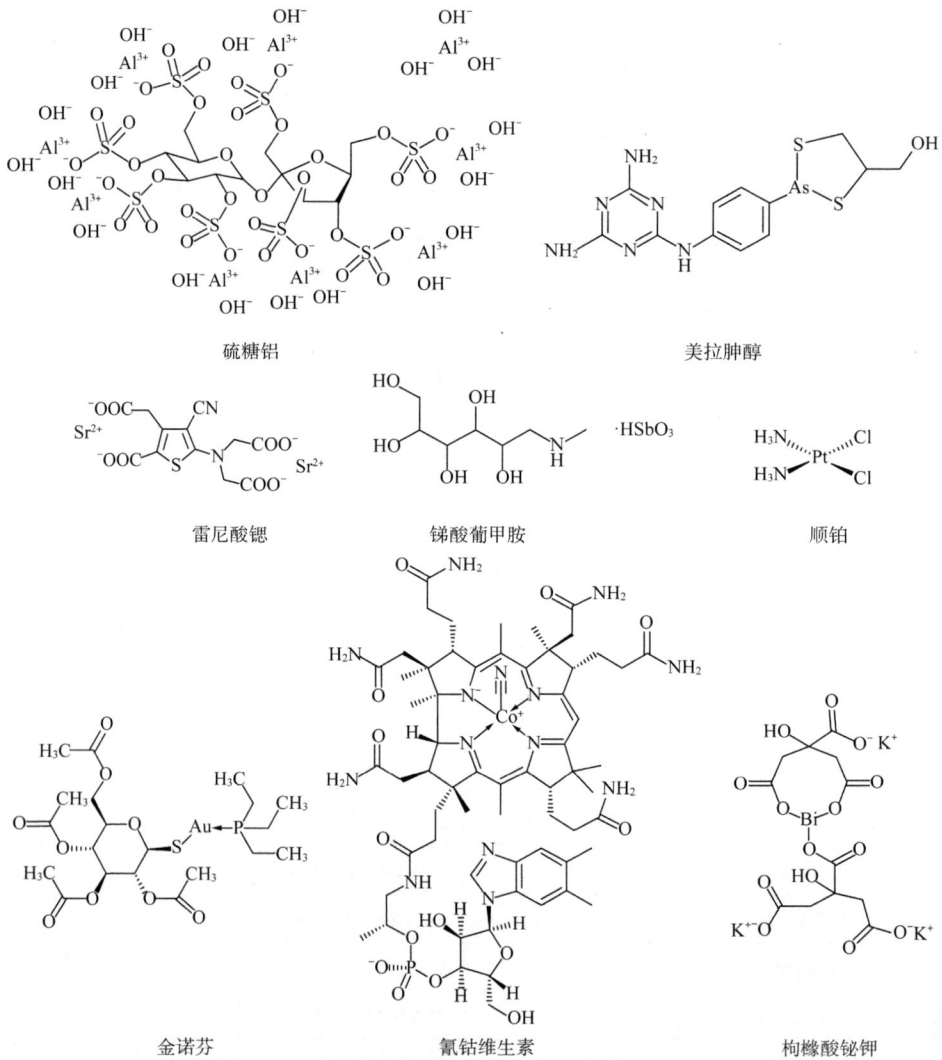

硫糖铝　　　　　　　美拉胂醇

雷尼酸锶　　　　　锑酸葡甲胺　　　　　顺铂

金诺芬　　　　　氰钴维生素　　　　枸橼酸铋钾

图 1-2　部分临床金属药物的化学结构式

1.5 无机元素的价态对药物的影响

在无机药物中,无机元素的价态对药物的作用机理起着关键作用,不同价态的无机元素往往具有不同的化学性质和生物活性,从而影响药物在体内的作用方式和效果。以下将详细论述一些经典无机元素的价态对药物的作用机理。

(1) 铁(Fe):铁在无机药物中常见的价态有二价(Fe^{2+})和三价(Fe^{3+})。二价铁(如硫酸亚铁、富马酸亚铁等)是常用的补铁药物成分,其作用机理主要基于二价铁易于被人体吸收的特性。在胃肠道中,二价铁可与转铁蛋白结合,通过主动转运的方式进入血液循环,然后被运输到骨髓等组织,参与血红蛋白的合成。血红蛋白中的铁以二价形式存在,能够与氧气结合,实现氧气的运输功能。当人体缺铁时,血红蛋白合成受阻,导致缺铁性贫血,补充二价铁药物可以有效纠正这种贫血状态。相比之下,三价铁的溶解度较低,在胃肠道中需要先被还原为二价铁才能被吸收。一些铁剂中会添加维生素 C 等还原剂,以促进三价铁向二价铁的转化,提高铁的吸收利用率。此外,铁元素的价态变化还参与体内的氧化还原反应。二价铁具有一定的还原性,可作为电子供体参与细胞内的多种酶促反应,如参与细胞色素氧化酶等酶的活性中心,调节细胞的能量代谢和生物合成过程。三价铁则具有氧化性,在某些情况下可参与氧化应激反应,影响细胞的生理功能。

(2) 铜(Cu):铜在生物体内常见的价态有一价(Cu^+)和二价(Cu^{2+})。二价铜离子(Cu^{2+})具有较强的氧化性,在无机药物中发挥着重要作用。铜是多种酶的组成成分,如细胞色素氧化酶、超氧化物歧化酶(SOD)等。含铜的无机药物可以通过提供二价铜离子参与这些酶的活性中心,调节细胞的氧化还原状态和能量代谢。例如,细胞色素氧化酶中的铜离子在呼吸链中传递电子,参与氧气的还原过程,为细胞提供能量。超氧化物歧化酶中的铜离子则能够催化超氧阴离子自由基的歧化反应,将其转化为氧气和过氧化氢,从而清除体内的自由基,保护细胞免受氧化损伤。此外,铜还参与黑色素的合成、神经系统的发育和功能维持等生理过程。在一些治疗皮肤病的药物中,含铜成分可以通过调节皮肤细胞的代谢和免疫功能,发挥抗炎、抗菌和促进皮肤修复的作用。一价铜离子(Cu^+)在生物体内相对不稳定,容易被氧化为二价铜离子,但在某些特定的生物过程中,一价铜离子也具有重要的作用。例如,在某些蛋白质的结构和功能中,一价铜离子可以与蛋白质中的特定氨基酸残基结合,形成稳定的结构,从而维持蛋白质的正常功能。

(3) 硒(Se):硒在无机药物中常见的价态有 -2 价(如硒化氢、硒化物等)、$+4$ 价(如亚硒酸钠)和 $+6$ 价(如硒酸钠)。$+4$ 价的亚硒酸钠是常用的补硒药物,具有较强的抗氧化活性。硒是谷胱甘肽过氧化物酶(GSH-Px)的重要组成成分,GSH-Px 中的硒以硒代半胱氨酸的形式存在,能够催化谷胱甘肽(GSH)与过氧化氢或有机过氧化物反应,将其还原为水或醇,从而清除体内的自由基,保护细胞免受氧化损伤。此外,硒还参与调节免疫系统的功能,增强免疫细胞的活性,提高机体的免疫防御能力。$+6$ 价的硒酸钠虽然也具有一定的抗氧化作用,但其生物利用度相对较低,且在体内的代谢过程更为复杂。-2 价的硒化物在体内的稳定性较差,但在某些特定的生物环境中,也可能发挥独特的作用。研究发现,-2 价的硒可以与一些重金属离子(如汞、铅等)结合,形成稳定的复合物,从而降低重金属离子的毒性,起到解毒的作用。

无机元素的价态对药物的作用机理具有重要影响,不同价态的无机元素通过参与生物体内的各种生理过程,发挥着各自独特的药理作用。深入了解这些作用机理,有助于合理设计和应用无机药物,提高药物的疗效和安全性。

1.6 晶态对无机药物的影响

无机药物的晶态是其物理化学性质及应用研究中的关键内容。晶态即晶体状态,是指物质中原子或分子在三维空间呈现长程有序排列的固态形式。对于无机药物而言,其晶态具有多方面的重要意义。

(1)物理性质方面

不同晶态形式的同一种无机药物,其溶解速率和溶解度可能差异显著。例如,晶体结构紧密、规则的晶态形式,溶解时需要破坏较强的晶格能,溶解速度较慢、溶解度相对较低;而晶体结构较为疏松的无机药物晶态,溶解过程中晶格能因素影响相对较小,溶解性就会较好。这在药物制剂开发中很关键,因为药物的溶解性直接关系到其在体内的吸收情况,进而影响药效发挥。具有更稳定的晶态结构的无机药物,在储存过程中能更好地抵抗外界环境因素(如温度、湿度、光照等)的干扰,减少药物成分的分解或变质。

(2)化学性质方面

在药物与其他物质(如体内生物大分子、其他药物成分等)发生相互作用时,晶体表面的原子或离子排列方式及所处化学微环境不同,会导致化学反应的起始速率、反应深度等有所不同。例如,在无机药物参与的化学修饰反应中,晶态不同的药物,其反应位点的暴露程度和活性有所不同,从而影响最终的化学修饰效果及产物性质。

(3)无机药物晶态的形成与影响因素

无机药物的晶态通常是在药物的合成或制备过程中形成的。在溶液结晶法中,随着溶剂的蒸发或溶液温度的降低,无机药物分子或离子在溶液中逐渐过饱和并开始有序聚集,形成微小的晶核,随后这些晶核不断长大成为宏观的晶体。例如,在制备某些无机抗肿瘤药物时,通过精确控制溶液的浓度、温度下降速率等条件,可以获得具有特定晶态的药物晶体。这个过程涉及药物分子的结晶习性,受其化学键性质、分子形状及大小等因素影响。

合成方法对晶态有决定性作用。不同的合成路线,如沉淀法、水热合成法、固相反应法等,会导致无机药物的晶态差异巨大。以沉淀法为例,快速沉淀可能得到晶态相对不完整、含有较多缺陷的药物晶体,而缓慢沉淀则有利于形成规则、完整的晶态结构。同时,反应条件如温度、压力、反应物浓度、反应时间等也起着至关重要的作用。例如,在高温高压条件下合成的无机药物,其晶态结构可能与常温常压下合成的有很大不同,晶体的紧密程度、对称性等方面会有所变化。

杂质的存在也不能忽视。在无机药物制备过程中混入的杂质可能会掺杂到药物的晶格中或者吸附在晶体表面,从而改变晶体的生长方向、生长速率,最终影响晶态的形成。比如,在含有微量杂质离子的反应体系中合成无机药物,杂质离子可能会替代药物晶格中的部分主成分离子,形成混晶或者造成晶格畸变,改变药物的晶态性质。

（4）无机药物晶态的应用

在药物制剂开发中,了解和控制无机药物的晶态可以优化制剂的性能。例如,通过调整药物的晶态来改善其在片剂中的可压性,使片剂在生产过程中更易成型,同时保证药物在体内的释放行为符合预期。对于一些需要精准控制释放速度的长效无机药物制剂,晶态的合理设计和控制是实现其缓控释功能的关键因素之一。

在药物的质量控制方面,晶态作为药物的一个重要特性,可以作为质量标准的参数之一。通过对晶态的检测,可以鉴别无机药物的真伪、判断其纯度以及评估生产工艺的一致性等。例如,不同批次的无机药物如果晶态特征不符合标准要求,即使其化学成分相同,也可能在疗效和安全性方面存在差异,因此需要严格把控晶态质量。

1.7　药物剂量与疗效、毒性的关系

在无机药物领域,剂量与疗效、毒性之间存在着错综复杂且至关重要的关系,深刻理解并精准把握这一关系对于药物的有效应用和患者的用药安全具有重要意义。

（1）剂量与疗效的关系

无机药物的疗效通常随剂量的增加而变化。在一定范围内,随着剂量的增加,药物的疗效呈上升趋势。例如,铁剂作为治疗缺铁性贫血的常用无机药物,当补充适量的铁元素时,可有效促进血红蛋白的合成,使贫血症状得到改善。随着铁剂剂量的逐步增加,血红蛋白水平也会相应提高。然而,这种关系并非无限制的线性增长。当剂量达到一定水平后,疗效的提升会趋于平缓,甚至可能达到一个平台期。这主要是因为机体对药物的吸收、分布、代谢和排泄过程会达到一种平衡状态,进一步增加剂量并不能使药物在靶部位产生更显著的生物学效应。

不同个体对无机药物的剂量-疗效反应存在明显差异。例如,在使用洋地黄类强心苷类药物治疗心力衰竭时,患者的年龄、性别、体重、基础心功能状态以及是否存在其他疾病等因素都会影响其对药物的敏感性。老年人由于机体代谢功能减退,可能对洋地黄类药物的敏感性较高,相同剂量下疗效更为显著,但也更容易出现毒性反应。而体重较大的患者可能需要相对较高的剂量才能达到预期的治疗效果。

（2）剂量与毒性关系

无机药物的毒性也与剂量密切相关。在低剂量时,药物通常具有较好的治疗效果且毒性较小。但当剂量超过一定阈值后,毒性反应会急剧增加。以砷剂为例,砷剂在治疗白血病等疾病方面具有一定的疗效,但随着剂量的增加,其对骨髓、肝脏、肾脏等器官的毒性也会显著增强,可能导致骨髓抑制、肝功能损害、肾功能衰竭等严重不良反应。这种剂量-毒性关系通常可以用一条"J"形曲线或"S"形曲线来表示。在药物使用的安全剂量范围内,曲线相对平稳;而一旦超过安全剂量,曲线急剧上升,表明毒性风险迅速增大。

无机药物的急性毒性往往与一次性高剂量摄入有关。例如,误服过量的汞盐可迅速引起急性汞中毒,导致口腔炎、急性胃肠炎、肾功能衰竭等症状。而慢性毒性则通常是长期低剂量接触药物的结果。如长期暴露于低浓度的铅环境中,会引起慢性铅中毒,影响神

经系统、造血系统和心血管系统等功能,出现头痛、头晕、记忆力减退、贫血、高血压等慢性中毒症状。

（3）确定最佳剂量平衡疗效与毒性的方法

在新无机药物的研发过程中,通过严格设计的临床试验来确定最佳剂量范围至关重要。Ⅰ期临床试验主要观察人体对药物的耐受性和药代动力学,初步确定安全剂量范围。在Ⅱ期和Ⅲ期临床试验中,进一步评估不同剂量下的疗效和安全性,通过对比不同剂量组的治疗效果、不良反应发生率等指标,筛选出具有最佳疗效-安全性比值的剂量。例如,在抗癌无机药物的研发中,经过一系列临床试验,确定了既能有效抑制肿瘤细胞生长,又能最大程度减少对正常组织毒性的最佳剂量方案。

在临床实际应用中,对患者进行实时监测是平衡无机药物剂量与疗效、毒性关系的关键。通过监测药物在体内的血药浓度、生物标志物水平以及患者的临床反应等指标,及时发现潜在的毒性风险或疗效不佳的情况。例如,在使用锂剂治疗躁狂症时,定期监测血锂浓度,根据患者的病情和血锂浓度水平,个体化地调整剂量,以确保药物在有效治疗浓度范围内,同时避免出现锂中毒等严重不良反应。

综上,无机药物的剂量与疗效、毒性之间的关系复杂而微妙。在临床实践中,需要综合考虑药物的特性、患者的个体差异以及疾病的类型和严重程度等多种因素,通过科学的试验和细致的监测,合理确定药物剂量,以实现最佳的治疗效果并最大限度降低毒性风险。

参考文献

［1］王夔. 无机药物的复兴［J］. 中国处方药,2003,1(10)：48-51.

［2］郭子建,孙为银. 生物无机化学［M］. 北京：科学出版社,2006.

［3］毛宗万. 金属药物的临床贡献及发展机遇［J］. 药学进展,2020,44(4)：241-242.

［4］毛宗万,谭彩萍,巢晖,等. 生物无机化学导论［M］. 4 版. 北京：科学出版社,2021.

［5］Anthony E J, Bolitho E M, Bridgewater H E, et al. Metallodrugs are unique：Opportunities and challenges of discovery and development［J］. Chemical Science,2020,11(48)：12888-12917.

第 2 章

非金属无机药物

在药物化学的体系中,非金属元素占据着举足轻重的地位。它们不仅是构建众多药物分子的基础单元,还凭借各自独特的化学性质,深度参与药物的作用机制、研发过程以及临床应用。从古老的传统医药中含硫药物治疗皮肤病,到现代前沿的纳米技术中含硅材料用于药物递送,非金属元素贯穿了药物发展的漫长历史,推动着医药领域不断向前发展。深入研究这些元素在药物中的应用,对于开发新型药物、提升疾病治疗效果具有关键意义。

2.1 硼在药物中的作用

硼(B)位于元素周期表第 ⅢA 族,原子序数为 5。其电子构型为 $1s^2 2s^2 2p^1$,具有缺电子特性,这使得硼原子在化学反应中倾向于接受电子对,形成共价键或配位键。硼的电负性为 2.04,介于金属和非金属之间,赋予了它独特的化学活性。硼原子能够与氧、氮、碳等多种元素形成稳定的化学键,尤其是硼-氧键,其键能较高,使得含硼化合物在一定条件下具有较好的稳定性。

硼在药物中的作用机制较为复杂,主要基于其与生物分子的特异性相互作用。在生物体内,硼可以与含有羟基、氨基等官能团的生物分子形成硼酯或硼配合物。例如,硼与糖类分子中的多个羟基结合,形成稳定的五元环或六元环硼酯结构,这种结合方式能够改变糖类分子的物理化学性质,影响其代谢过程。在酶的活性调节方面,硼可以与酶的活性中心或关键氨基酸残基结合,改变酶的构象,从而调节酶的活性。此外,硼还能够参与细胞信号传导通路,影响细胞的增殖、分化和凋亡等生理过程。

硼替佐米(Bortezomib)是一种临床上广泛应用的硼药物,其化学名为 4-(N-马来酰亚胺基甲基)苯硼酸频哪醇酯。硼替佐米主要用于治疗多发性骨髓瘤和套细胞淋巴瘤等血液系统恶性肿瘤。

其作用机制主要是抑制蛋白酶体的活性。蛋白酶体是细胞内负责蛋白质降解的大型复合物,它在维持细胞内蛋白质稳态方面起着关键作用。硼替佐米分子中的硼原子能够与蛋白酶体活性位点的苏氨酸残基的羟基形成共价键,从而特异性地抑制蛋白酶体的糜蛋白酶样活性。当蛋白酶体的功能被抑制后,细胞内的蛋白质降解过程受阻,导致错误折叠和异常蛋白质的积累。这些积累的蛋白质会激活细胞内的未折叠蛋白反应(UPR)和内质网应激反应,进而激活一系列凋亡信号通路,最终诱导癌细胞凋亡。

在临床应用中,硼替佐米通常与其他化疗药物联合使用。多项临床试验表明,硼替佐米联合地塞米松、沙利度胺等药物,能够显著提高多发性骨髓瘤患者的缓解率和生存率。例如,在一项针对初治多发性骨髓瘤患者的Ⅲ期临床试验中,硼替佐米联合地塞米松治疗组的总缓解率达到 80% 以上,而单独使用地塞米松治疗组的总缓解率仅为 30% 左右。然而,硼替佐米也存在一些不良反应,常见的有血小板减少、中性粒细胞减少、周围神经病变等,这些不良反应在一定程度上限制了其临床应用。

此外,硼中子俘获疗法(BNCT)是一种新兴的癌症治疗方法,它利用硼-10 对热中子的高俘获截面特性,将含有硼-10 的化合物选择性地输送到肿瘤组织中,然后用热中子照射肿瘤部位。硼-10 俘获热中子后发生核反应,产生高能量的 α 粒子和锂-7 粒子,这些粒子在短距离内释放出大量能量,能够有效地杀死肿瘤细胞,而对周围正常组织的损伤较小。目前,BNCT 仍处于临床试验阶段,但其在脑肿瘤、黑色素瘤等癌症治疗中展现出了良好的应用前景。

2.2 硅在药物中的作用

硅(Si)位于元素周期表第ⅣA族,原子序数为 14。其电子构型为 $1s^2 2s^2 2p^6 3s^2 3p^2$,硅原子具有 4 个价电子,在化学反应中既不易失去电子,也不易得到电子,通常以共价键的形式与其他原子结合。硅的电负性为 1.90,与碳的电负性相近,这使得硅能够形成类似于碳的化合物结构,但由于硅原子半径比碳原子大,其化合物的性质与碳化合物又存在一定差异。硅原子能够与氧形成非常稳定的硅-氧键,硅-氧键的键能较高,这使得二氧化硅(SiO_2)及其衍生物在自然界中广泛存在且具有较高的稳定性。

硅在药物中的作用机制主要与其参与生物矿化过程以及对生物分子的相互作用有关。在生物矿化方面,硅是骨骼和结缔组织的重要组成成分之一。硅能够促进成骨细胞的增殖和分化,增强骨基质的合成,同时抑制破骨细胞的活性,减少骨吸收。其作用机制可能是通过调节细胞内的信号传导通路,如 Wnt/β-catenin 信号通路,促进成骨相关基因的表达,从而促进骨骼的生长和修复。

在药物载体方面,硅基材料由于其良好的生物相容性、可修饰性和可控的降解性能,被广泛应用于药物递送系统。例如,介孔二氧化硅纳米颗粒(MSNs)具有高度有序的介孔结构,孔径和孔容可精确调控,能够负载大量的药物分子。MSNs 表面的硅醇基团(Si—OH)可以通过化学修饰连接各种靶向分子、生物活性分子或刺激响应性基团,实现对药物的靶向递送和可控释放。当 MSNs 进入体内后,其表面修饰的靶向分子能够特异性地识别病变细胞表面的受体,从而将药物精准地输送到病变部位。同时,通过改变 MSNs 的表面修饰和结构,还可以实现药物的 pH 响应释放、酶响应释放或光响应释放等,提高药物的治疗效果,减少对正常组织的损伤。

在骨骼健康领域,一些含硅化合物被用于预防和治疗骨质疏松症。例如,正硅酸乙酯(TEOS)及其水解产物在体内能够缓慢释放硅离子,促进骨组织的矿化和修复。研究表明,长期摄入适量的硅元素可以提高骨密度,降低骨折的风险。在一项针对绝经后女性的临床试验中,服用含硅补充剂的实验组与对照组相比,骨密度有显著提高,且骨折发生率降低。

在药物递送领域,介孔二氧化硅纳米颗粒已被广泛研究用于多种药物的递送。例如,将抗癌药物阿霉素(DOX)负载到介孔二氧化硅纳米颗粒中,并在其表面修饰上肿瘤细胞特异性的抗体,如抗人表皮生长因子受体 2(HER2)抗体,构建成靶向递送系统。这种靶向递送系统能够特异性地识别并结合 HER2 高表达的乳腺癌细胞,将 DOX 高效地输送到肿瘤细胞内,提高了 DOX 对乳腺癌细胞的杀伤效果,同时减少了 DOX 对正常组织的毒副作用。此外,MSNs 还可以用于基因治疗,将 DNA 或 RNA 等基因药物负载到 MSNs 中,通过表面修饰实现基因的靶向递送和高效转染,为基因治疗提供了一种有效的载体。

尽管硅在药物研发和治疗领域展现出了巨大的潜力,但目前仍面临一些挑战。首先,硅基材料的大规模制备技术还不够成熟,制备过程中存在成本高、产量低、质量不稳定等问题,限制了其临床应用和商业化推广。其次,硅基材料在体内的长期安全性和生物降解性仍需进一步研究。虽然硅基材料具有良好的生物相容性,但长期在体内存在是否会引起免疫反应或其他不良反应,以及其降解产物在体内的代谢途径和潜在影响尚不完全清楚。此外,硅基药物递送系统的靶向性和药物释放的精准调控还需要进一步优化,以提高药物的治疗效果和降低毒副作用。

未来,随着材料科学、纳米技术和生物技术的不断发展,有望解决硅药物研究中面临的这些挑战。例如,开发新的制备技术,实现硅基材料的大规模、低成本、高质量制备;深入研究硅基材料在体内的生物相容性、降解机制和代谢途径,确保其长期安全性;利用先进的生物技术和分子工程手段,进一步优化硅基药物递送系统的靶向性和药物释放性能,开发出更加高效、安全的硅药物。

2.3 氮、磷、砷类药物

2.3.1 氮在药物中的作用

氮(N)位于元素周期表第ⅤA族,原子序数为7。其电子构型为 $1s^2 2s^2 2p^3$,氮原子具有5个价电子,在化学反应中既可以通过得到3个电子形成 N^{3-},也可以通过共享电子对形成共价键。氮的电负性为3.04,使得氮原子在形成共价键时具有较强的吸引电子能力,能够与氢、氧、碳等多种元素形成极性共价键。在药物中,氮原子是许多药物分子的重要组成部分,发挥着多种关键作用。首先,氮原子可以作为药物分子的活性中心,参与药物与靶点的特异性相互作用。例如,在抗生素分子中,氮原子常常通过与细菌细胞壁或细胞膜上的特定靶点结合,抑制细菌的生长和繁殖。青霉素类抗生素的β-内酰胺环中的氮原子能够与细菌细胞壁合成酶的活性位点结合,抑制细胞壁的合成,从而达到抗菌的目的。其次,氮原子可以通过形成不同类型的化学键,如酰胺键、氨基键、亚胺键等,构建药物分子的骨架结构。这些化学键的稳定性和空间构型对药物的活性和选择性有着重要影响。例如,在许多抗癌药物中,酰胺键的存在不仅决定了药物分子的整体结构,还参与了药物与肿瘤细胞靶点的相互作用。此外,氮原子的引入还可以改变药物分子的物理化学性质,如溶解性、酸碱性、极性等,从而影响药物的吸收、分布、代谢和排泄。例如,在一些药物分子中引入氨基基团,可以增加药物的水溶性,提高药物的口服生物利用度。

2.3.2 磷在药物中的作用

磷(P)位于元素周期表第ⅤA族,原子序数为15。其电子构型为 $1s^2 2s^2 2p^6 3s^2 3p^3$,磷原子具有5个价电子,在化学反应中通常通过共享电子对形成共价键。磷的电负性为2.19,与氮的电负性相近,但由于磷原子的原子半径较大,其化学性质与氮又存在一定差异。磷原子能够与氧、氮、碳等元素形成多种类型的化学键,其中磷-氧键是磷化合物中常见且重要的化学键,具有较高的稳定性。

在药物领域,磷化合物主要通过参与生物体内的代谢过程,发挥调节生理功能的作用。磷酸酯类化合物是一类常见的含磷药物,它们在体内可以被磷酸酯酶水解,释放出磷酸基团和相应的活性物质。这些活性物质能够参与细胞内的信号传导通路,调节细胞的生长、分化、凋亡等过程。例如,环磷酰胺是一种常用的抗癌药物,它在体内经过代谢转化后,生成具有细胞毒性的磷酰胺氮芥。磷酰胺氮芥能够与肿瘤细胞的 DNA 发生交联反应,破坏 DNA 的结构和功能,从而抑制肿瘤细胞的增殖。此外,磷化合物在调节能量代谢方面也起着重要作用。三磷酸腺苷(ATP)是生物体内的能量货币,它通过水解和合成过程,为细胞的各种生理活动提供能量。一些含磷药物可以通过调节 ATP 的合成和水解速率,影响细胞的能量代谢水平,从而对疾病的治疗产生积极影响。例如,某些含磷的酶抑制剂可以抑制 ATP 酶的活性,减少 ATP 的水解,从而调节细胞内的能量平衡,对一些能量代谢异常相关的疾病,如心血管疾病、糖尿病等,具有潜在的治疗作用。

2.3.3　砷在药物中的作用

砷在人类历史上有着悠久的应用记录。早期古希腊和中国的传统医学中,砷被视为一种神秘而有效的药物。古希腊的医学著作中提及砷作为治疗各种疾病的成分,尤其是用于血液和皮肤病。在现代医学中,砷的崛起主要得益于三氧化二砷(As_2O_3)的发现,它被广泛应用于治疗急性髓系白血病(AML)和急性早幼粒细胞白血病(APL)。研究表明,三氧化二砷通过诱导肿瘤细胞凋亡和抑制肿瘤细胞的增殖,有效改善患者的预后。三氧化二砷的作用机制主要包括以下几个方面:①诱导凋亡:三氧化二砷通过激活各种凋亡相关通路,促使受影响的肿瘤细胞进行程序性死亡。②瞬时分化:三氧化二砷能够促使某些细胞转变为成熟的细胞类型,从而抑制其无控制的增殖。③调节基因表达:三氧化二砷通过影响特定基因的表达来改变肿瘤细胞的生理状态,提高其对治疗的敏感性。

近年来,多项临床研究证实三氧化二砷在治疗 APL 患者时的效果显著。与传统化疗药物联合应用时,能够提高患者的总体生存率,并显著降低复发率。其中,一项关键研究显示,在接受三氧化二砷治疗的 APL 患者中,短期和长期的治疗反应率均超过 90%。这种显著的疗效使得三氧化二砷成为治疗 APL 的重要药物之一。

另一种含砷的药物,美拉胂醇(Melarsoprol)(如图 2-1)是一种具有亚砷酸酯结构的药物,主要用于治疗人类血吸虫病,尤其是由锥虫(_Trypanosoma_ brucei gambiense)引起的非洲锥虫病(睡眠病)。这一疾病在非洲部分地区仍然是一个严重的公共卫生问题,以其高致死率和致残性著称。美拉胂醇作为治疗这一疾病的关键药物之一,自 20 世纪 60 年代以来便被广泛应用。

美拉胂醇的机制主要是通过干扰锥虫的能量代谢和影响其生物合成来发挥作用。具体而言,它可通过与锥虫细胞内的酶结合,抑制其三羧酸循环和多种生物合成途径,最终导致锥虫细胞的死亡。由于其对锥虫的极高选择性,美拉胂醇能够有效控制病情,减轻患者的症状。在临床应用中,美拉胂醇的给药方式通常为静脉注射,尤其是在急性期患者中,它可迅速见效,改善患者的健康状况。

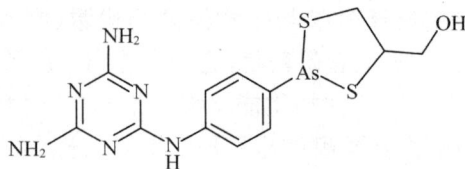

图 2-1　美拉胂醇的结构式

2.4　硫、硒类药物

2.4.1　硫在药物中的作用

硫(S)位于元素周期表第 ⅥA 族,原子序数为 16,电子构型为 $1s^2 2s^2 2p^6 3s^2 3p^4$。其电负性为 2.58,在化学反应中,硫原子既可以得到 2 个电子形成 S^{2-},也能通过共享电子对形成共价键,且具有 -2、0、$+2$、$+4$、$+6$ 等多种氧化态,这使得含硫化合物的化学性质极为丰富。

在药物领域,硫元素扮演着关键角色。从抗氧化角度来看,含硫化合物有着突出表现。例如谷胱甘肽(GSH),它由谷氨酸、半胱氨酸和甘氨酸组成,是细胞内重要的抗氧化剂。半胱氨酸残基中的巯基(—SH)还原性很强,能与体内的自由基,如超氧阴离子($O_2^{\cdot-}$)、羟自由基(·OH)等发生反应,将其还原为稳定物质,从而保护细胞免受氧化损伤。研究表明,在氧化应激模型中,补充谷胱甘肽可显著降低细胞内活性氧水平,提高细胞存活率。

在免疫调节方面,含硫化合物也发挥着重要作用。一些含硫多糖类化合物,如从海洋生物中提取的褐藻多糖硫酸酯,能够激活巨噬细胞和 T 淋巴细胞。巨噬细胞被激活后,其吞噬能力增强,可更有效地清除病原体;T 淋巴细胞的活化则促进细胞因子,如白细胞介素-2(IL-2)、干扰素-γ(IFN-γ)等的分泌,增强机体的免疫应答能力。相关实验显示,给予小鼠含硫多糖后,其脾脏和胸腺指数增加,T 淋巴细胞增殖能力显著提高。

此外,含硫化合物在药物的结构修饰和活性调节方面意义重大。在一些药物分子中引入硫原子或含硫基团,可改变药物的物理化学性质。比如,在某些抗生素分子中引入硫原子,能够增强药物与细菌靶点的结合力,提高抗菌活性;在一些药物中引入含硫的亲水性基团,可改善药物的溶解性,增强药物的吸收和分布。

含硫药物在临床上应用广泛。硫黄软膏是治疗疥疮、痤疮等皮肤病的常用药物。硫黄与皮肤接触后,在微生物作用下转化为硫化氢和五硫磺酸。硫化氢具有杀菌、杀疥虫作用,五硫磺酸则调节皮肤的角质化过程,减少皮肤油脂分泌,改善痤疮症状。一项针对疥疮患者的临床研究表明,使用硫磺软膏治疗一周后,患者的症状明显缓解,治愈率达到 80% 以上。

在消化系统疾病治疗中,含硫药物也有应用。例如,硫糖铝是一种胃黏膜保护剂,其主要成分蔗糖硫酸酯铝在胃酸作用下,解离出硫酸蔗糖复合离子,后者聚合成不溶性的带负电荷的胶体,能与溃疡面带正电荷的蛋白质渗出物相结合,形成一层保护膜,促进溃疡愈合。临床研究显示,硫糖铝治疗胃溃疡 4 周后,溃疡愈合率可达 60%~70%。

2.4.2 硒在药物中的作用

硒(Se)位于元素周期表第 ⅥA 族,原子序数为 34,电子构型为[Ar] $3d^{10}4s^24p^4$。硒的电负性为 2.55,与硫相近,能与多种元素形成共价化合物。硒原子有 -2、0、$+4$ 和 $+6$ 等多种氧化态,这种特性使其在生物化学反应中扮演重要角色。

在药物领域,硒进入体内主要通过硒蛋白发挥生物功能。硒蛋白的活性中心是硒代半胱氨酸(SeC),由遗传学中传统终止密码子 UGA 编码,其翻译过程需要顺式作用因子[SeC 插入序列(SECIS)]和多个因子协助完成。SeC 与半胱氨酸(Cys)的结构相似,但分别含硒原子和硫原子。在生理条件(pH=7.4)下,SeC 中的硒醇基(—SeH)以离子形式存在(pK=5.24),而 Cys 中的巯基(—SH)以质子化形式存在(pK=8.25)。基于此性质,可体外设计分离 SeC 和 Cys 的方法。人体有 25 种硒蛋白,包括谷胱甘肽过氧化物酶(GPX)、脱碘酶(DIO)等,因此硒蛋白具有多种生物功能,SeC 活性中心决定了其抗氧化作用尤为突出。例如,谷胱甘肽过氧化物酶(GPX)是一种重要的硒蛋白,它能催化谷胱甘肽(GSH)与过氧化氢(H_2O_2)反应,将 H_2O_2 还原为水,从而清除细胞内的活性氧(ROS),保护细胞免受氧化损伤。研究发现,在缺硒的动物模型中,体内 GPX 活性显著降低,脂质过氧化水平升高,细胞受到氧化损伤的程度明显增加;而补充硒后,GPX 活性恢复,氧化损伤得到缓解。

在免疫调节方面,硒能增强机体的免疫功能。它可以促进 T 淋巴细胞和 B 淋巴细胞的增殖和分化,提高抗体的产生,增强巨噬细胞和自然杀伤细胞的活性,从而增强机体对病原体的抵抗力。相关研究表明,适量补充硒可使机体的抗体水平提高 30%~50%,巨噬细胞的吞噬能力增强 50% 以上。

此外,硒还与甲状腺激素的代谢密切相关。硒参与甲状腺激素脱碘酶(DIO)的合成,该酶负责将甲状腺素(T4)转化为具有生物活性的三碘甲状腺原氨酸(T3),对维持甲状腺正常功能至关重要。在缺硒地区,甲状腺疾病的发病率明显升高,补充硒后,部分患者的甲状腺功能得到改善。

近年来,硒在阿尔茨海默病(AD,俗称老年痴呆)方面的应用研究逐渐受到关注。AD 是一种常见的神经退行性疾病,其主要病理特征为脑中 β-淀粉样蛋白(Aβ)的异常聚集形成老年斑,以及微管结合蛋白 tau 的过度磷酸化导致的神经原纤维缠结,进而引发神经元损伤和死亡,导致认知功能障碍。

硒在 AD 防治中的作用机制可能涉及多个方面。一方面,硒的抗氧化特性有助于减轻 AD 患者脑中的氧化应激损伤。AD 患者脑中存在大量的 ROS,这些自由基会攻击细胞膜、蛋白质和 DNA,导致神经元功能受损。硒蛋白如 GPX 能够清除这些过量的 ROS,保护神经元免受氧化损伤。在 AD 动物模型中补硒后,脑中的氧化应激指标如丙二醛(MDA)水平显著降低,抗氧化酶活性增强,提示硒对脑中过氧化损伤的抑制作用。另一方面,硒可通过各种硒蛋白的介导,参与调控 AD 病理过程,例如 β-淀粉样蛋白(Aβ)和微管结合蛋白 tau 的代谢过程。Aβ 的异常聚集是 AD 发病的关键环节,硒可以通过影响 Aβ 的生成、聚集和清除,减少其在脑中的沉积。有研究发现,硒化合物能够抑制 β-分泌酶

(BACE1)活性。BACE1 是催化 Aβ 生成的关键酶之一,抑制其活性可减少 Aβ 的产生。同时,硒还可能促进 Aβ 的降解和清除,一些体外实验表明,硒能够增强小胶质细胞对 Aβ 的吞噬作用,从而降低 Aβ 在脑中的含量。硒对 tau 蛋白的磷酸化也有调节作用。过度磷酸化的 tau 蛋白会破坏神经元的细胞骨架,导致神经原纤维缠结的形成。硒可能通过调节相关蛋白激酶和磷酸酶的活性,维持 tau 蛋白的正常磷酸化水平,从而保护神经元的结构和功能。

目前,虽然硒在 AD 防治方面的研究取得了一定进展,但仍处于探索阶段。轻度认知障碍(MCI)是 AD 的前期阶段,一些临床研究初步显示,适量补充硒可能对 MCI 患者的认知功能有改善作用。然而,由于研究样本量、研究方法和干预时间等因素的差异,研究结果尚未完全一致,还需要更多大规模、高质量的临床试验来进一步验证硒在 AD 防治中的效果和安全性。同时,硒的最佳补充剂量、补充方式以及与其他治疗方法的联合应用等问题也有待深入研究。

在临床应用中,硒制剂常用于预防和辅助治疗一些慢性疾病。例如,在肿瘤治疗中,硒可以增强化疗药物的疗效,减轻化疗药物的毒副作用。研究发现,在结直肠癌患者的化疗过程中,同时补充硒制剂,患者的化疗有效率提高了 15%～20%,且恶心、呕吐等不良反应明显减轻。在心血管疾病预防方面,硒能够降低血液中的脂质过氧化水平,减少动脉粥样硬化的发生风险。一项针对心血管疾病高危人群的研究表明,长期补硒可使心血管疾病的发生率降低 30%左右。

2.5 卤素药物

2.5.1 氟在药物中的作用

氟(F)位于元素周期表第ⅦA族,原子序数为 9,是电负性最强的元素,电负性高达3.98。氟原子半径小,外层电子云密度高,使得氟在化学反应中具有很强的得电子能力,通常形成－1 价的氟离子(F^-)或与其他原子形成共价键。

在药物设计中,氟原子的引入常常能显著改变药物分子的性质。氟原子的高电负性使其与其他原子形成的共价键具有较强的极性,从而影响药物分子的电子云分布和空间构象。这种改变可以增强药物与靶点的结合力,提高药物的活性和选择性。同时,氟原子的引入还可以增加药物分子的脂溶性,改善药物的跨膜转运能力,提高药物的生物利用度。

氟喹诺酮类抗菌药是一类重要的含氟药物。以诺氟沙星、环丙沙星、左氧氟沙星等为代表,其基本结构是喹诺酮环,在不同位置引入氟原子后,抗菌活性得到显著增强。氟喹诺酮类药物的作用机制主要是抑制细菌 DNA 旋转酶(拓扑异构酶Ⅱ)和拓扑异构酶Ⅳ的活性。DNA 旋转酶负责解开细菌 DNA 的双螺旋结构,使 DNA 复制和转录得以进行;拓扑异构酶Ⅳ则参与 DNA 的分离和分配过程。氟喹诺酮类药物通过与这些酶的活性位点结合,阻碍 DNA 的复制和转录,从而抑制细菌的生长和繁殖。这类药物具有抗菌谱广、抗菌活性强、口服吸收好、不良反应相对较少等优点,在临床上广泛应用于呼吸道、泌尿道、胃肠道感染性疾病等的治疗。

　　然而，随着氟喹诺酮类药物的广泛使用，细菌耐药性问题逐渐凸显。细菌通过改变药物作用靶点的结构、增强药物外排机制等方式，降低对氟喹诺酮类药物的敏感性，限制了其临床应用。例如，细菌可以通过基因突变，改变 DNA 旋转酶和拓扑异构酶 IV 的氨基酸序列，降低药物与靶点的结合力；还可以通过上调药物外排泵的表达，将进入细胞内的药物排出体外，从而产生耐药性。

　　除了氟喹诺酮类药物，还有许多其他含氟药物。例如，含氟的甾体类药物，如地塞米松、氟轻松等，在抗炎、抗过敏等方面具有重要作用。氟原子的引入增强了甾体类药物与受体的结合力，提高了药物的活性和稳定性。在精神类药物中，氟西汀是一种常用的选择性 5 -羟色胺再摄取抑制剂（SSRI），用于治疗抑郁症、强迫症等精神疾病。氟原子的存在影响了药物分子与 5 -羟色胺转运体的相互作用，增强了药物对 5 -羟色胺再摄取的抑制作用，从而发挥抗抑郁等治疗效果。研究表明，氟西汀治疗抑郁症的有效率可达 70%～80%，且起效较快，一般在治疗 2～4 周后症状开始改善。

　　在麻醉药物中，七氟烷是一种含氟的吸入性麻醉药。它具有麻醉诱导迅速、苏醒快、对呼吸道刺激小等优点。七氟烷的麻醉作用机制主要是通过作用于中枢神经系统的 γ -氨基丁酸（GABA）受体，增强 GABA 的抑制作用，从而产生麻醉效果。在临床麻醉中，七氟烷广泛应用于各种手术的麻醉，尤其是小儿麻醉，因其诱导和苏醒迅速，减少了小儿在麻醉过程中的不适。

2.5.2　氯在药物中的作用

　　氯（Cl）位于元素周期表第 VIIA 族，原子序数为 17，电子构型为 $1s^2 2s^2 2p^6 3s^2 3p^5$。氯的电负性为 3.16，是一种活泼的非金属元素。在化学反应中，氯原子容易获得一个电子形成氯离子（Cl^-），也能与其他原子通过共用电子对形成共价键。这种特性使得氯在药物领域展现出多样化的应用。

　　在药物作用机制方面，氯元素主要通过以下几种方式发挥作用。其一，氯参与调节细胞内外的渗透压平衡。细胞内外的离子浓度差对于维持细胞的正常形态和功能至关重要，氯离子在其中扮演着关键角色。例如，在神经细胞中，氯离子的跨膜运输与神经冲动的传导密切相关。当神经细胞受到刺激时，氯离子通道开放，氯离子的流动会影响细胞膜电位的变化，从而调节神经信号的传递。其二，氯在一些药物中作为活性基团的组成部分，直接参与药物与靶点的相互作用。许多含氯药物能够与生物大分子如蛋白质、核酸等特异性结合，从而发挥药理效应。

　　在消毒杀菌领域，含氯消毒剂是一类应用广泛的氯药物。常见的含氯消毒剂包括次氯酸钠（$NaClO$）、二氧化氯（ClO_2）等。次氯酸钠在水溶液中能够水解产生次氯酸（$HClO$），$HClO$ 具有强氧化性，能够破坏细菌和病毒的细胞壁、细胞膜以及蛋白质和核酸等生物大分子结构，从而达到消毒杀菌的目的。二氧化氯同样具有强氧化性，它能够快速氧化细菌细胞内的酶系统，使其失去活性，进而杀灭细菌。含氯消毒剂在医疗卫生、饮用水处理、食品加工等领域发挥着重要作用，有效预防和控制了病原体的传播。

　　在神经系统药物方面，氯丙嗪是一种典型的含氯药物。氯丙嗪属于吩噻嗪类抗精神病药物,其分子结构中的氯原子对药物的活性和药理作用有着重要影响。氯丙嗪主要通过阻断多巴胺受体发挥抗精神病作用。多巴胺是一种重要的神经递质,在调节情绪、认知和行为等方面起着关键作用。精神分裂症患者大脑中的多巴胺系统功能失调,氯丙嗪能够与多巴胺受体结合,阻断多巴胺的作用,从而缓解精神分裂症患者的幻觉、妄想、思维紊乱等症状。此外,氯丙嗪还具有镇静、镇吐等作用,可用于治疗其他一些精神类疾病和恶心呕吐等症状。然而,氯丙嗪也存在一些不良反应,如锥体外系反应、嗜睡、口干等,限制了其在临床上的广泛应用。

在心血管药物中,氯沙坦是一种血管紧张素Ⅱ受体拮抗剂,用于治疗高血压等心血管疾病。氯沙坦分子中的氯原子参与了药物与血管紧张素Ⅱ受体的结合过程,增强了药物与受体的亲和力。血管紧张素Ⅱ是一种强力的血管收缩剂,能够升高血压。氯沙坦通过阻断血管紧张素Ⅱ与受体的结合,抑制血管收缩,从而降低血压。与其他抗高血压药物相比,氯沙坦具有较好的耐受性和安全性,能够有效控制血压,减少心血管事件的发生风险。

目前,氯药物的研究仍在不断深入。一方面,科研人员致力于开发新型的含氯药物,通过优化药物结构,提高药物的疗效和安全性。例如,在抗菌药物研究中,研发新型含氯抗菌剂,以应对日益严重的细菌耐药问题。另一方面,对于现有氯药物的作用机制和临床应用也在进一步探索,如深入研究氯丙嗪等精神类药物的作用靶点和不良反应机制,为临床合理用药提供更科学的依据。同时,随着对氯元素在生物体内作用机制的深入了解,有望发现氯在更多疾病治疗领域的潜在应用价值。

2.5.3　碘在药物中的作用

碘(I)位于元素周期表第ⅦA族,原子序数为53,电子构型为[Kr]4d^{10}5s^{2}5p^5。碘的电负性为2.66,在化学反应中容易得到一个电子形成I$^-$,也能与其他原子形成共价键。

碘在甲状腺疾病治疗药物中具有核心地位。甲状腺是人体重要的内分泌器官,其主要功能是合成和分泌甲状腺激素。甲状腺激素对人体的生长发育、新陈代谢、神经系统功能等方面都起着至关重要的调节作用。甲状腺激素的合成离不开碘元素,甲状腺滤泡上皮细胞通过主动转运机制摄取血液中的碘离子,然后将其氧化为活性碘,活性碘与甲状腺球蛋白上的酪氨酸残基结合,经过一系列反应合成甲状腺激素,包括甲状腺素(T4)和三碘甲状腺原氨酸(T3)。

当人体缺碘时,甲状腺无法合成足够的甲状腺激素,会导致甲状腺功能减退症(甲减)。甲减患者常出现乏力、畏寒、体重增加、记忆力减退、皮肤干燥等症状。治疗甲减的主要方法是补充碘剂和甲状腺激素。常见的碘剂有碘化钾、碘酸钾等,它们可以提供碘原料,促进甲状腺激素的合成。对于病情较重的患者,还需要补充甲状腺激素,如左甲状腺素钠片,以维持体内甲状腺激素的正常水平。研究表明,及时补充碘剂和甲状腺激素,可使大部分甲减患者的症状得到明显改善,甲状腺功能恢复正常。

相反,当甲状腺功能亢进症(甲亢)发生时,甲状腺合成和释放过多的甲状腺激素,导致患者出现心悸、多汗、消瘦、烦躁、突眼等症状。在甲亢的治疗中,碘剂也有一定的应用。复方碘溶液常用于甲亢术前准备和甲状腺危象的治疗。在术前准备中,服用复方碘溶液可以使甲状腺组织变硬、供血减少,便于手术操作,减少术中出血。其作用机制可能是通过抑制甲状腺球蛋白的水解,减少甲状腺激素的释放。在甲状腺危象时,复方碘溶液可以迅速抑制甲状腺激素的释放,缓解症状。

此外,放射性碘(如碘-131)治疗也是治疗甲亢和甲状腺癌的重要手段。碘-131能被甲状腺组织高度摄取,利用其放射性衰变产生的β射线,破坏甲状腺组织,减少甲状腺激素的合成和释放,达到治疗目的。对于甲状腺癌患者,碘-131还可以用于清除残留的甲状腺组织和转移灶,降低复发风险。然而,使用碘-131治疗也存在一些潜在风险,如可能导致永久性甲减、放射性甲状腺炎等,需要在医生的严格评估和监测下进行。研究显示,使用碘-131治疗甲亢后,约有30%~50%的患者会发生永久性甲减,需要长期补充甲状腺激素。

除了在甲状腺疾病治疗中的应用,碘在其他药物领域也有一定的作用。例如,碘伏是一种常用的含碘消毒剂,它是碘与表面活性剂的络合物,在水中能缓慢释放出碘分子,具有广谱杀菌作用,可用于皮肤、黏膜的消毒,预防和治疗伤口感染。碘在一些药物合成中也作为重要的中间体,通过引入碘原子可以改变药物分子的结构和性质,开发出具有特定疗效的药物。在某些有机合成反应中,碘原子可以作为导向基团,引导反应朝着特定的方向进行,从而合成具有特殊结构和活性的药物分子。

2.6 对非金属无机药物的展望

非金属药物在疾病治疗领域展现出了丰富的多样性和独特的优势,为人类健康做出了重要贡献。从硫、硒、碲药物在抗氧化、免疫调节以及对抗慢性疾病方面的应用,到卤素药物中氟、碘、氯在抗菌、甲状腺疾病治疗和神经系统、心血管疾病治疗等不同领域的作用,每一种非金属元素都凭借其独特的化学性质,在药物研发和临床治疗中发挥着关键作用。

然而,目前非金属药物的研究和应用仍面临一些挑战。部分非金属药物的作用机制尚未完全明确,例如碲药物在抗肿瘤和抗病毒方面的作用机制还处于探索阶段,这限制了其进一步的开发和应用。此外,药物的安全性和副作用问题也不容忽视,像氯丙嗪的不良反应就限制了它的临床广泛应用。同时,细菌耐药性的不断增强,对含氯抗菌药物等提出了新的挑战,迫切需要开发新型的抗菌药物。

随着科技的不断进步,非金属药物领域有望取得更多突破。在作用机制研究方面,借助先进的生物技术和分析手段,如基因编辑技术、蛋白质组学和代谢组学等,能够更深入地揭示非金属药物与生物分子的相互作用机制,为药物设计和优化提供更坚实的理论基础。在药物研发方面,利用计算机辅助药物设计、高通量实验技术和纳米技术等,可以加速新型非金属药物的开发进程,提高研发效率和成功率。例如,通过计算机模拟可以快速筛选和设计具有潜在活性的含硼、含硅等非金属化合物,再结合高通量实验技术进行活性验证和优化;利用纳米技术可以制备出具有特殊性能的非金属药物载体,实现药物的靶向递送和可控释放,提高药物的疗效和安全性。此外,随着对人体生理病理过程的深入理解,有望发现更多非金属元素在疾病治疗中的新靶点和新应用,拓展非金属药物的治疗领域,为更多疾病的治疗提供新的策略和方法。

参考文献

[1] Dymova M A, Taskaev S Y, Richter V A, et al. Boron neutron capture therapy: Current status and future perspectives[J]. Cancer Communications, 2020, 40(9): 406-421.

[2] Qin K W, Zhuang N L, Shao C, et al. Enhanced heat transfer study of solid lithium target for BNCT based on Gyroid structure function regulation[J]. International Journal of Thermal Sciences, 2025, 215: 110000.

[3] Li J L, Cheng Y J, Zhang C, et al. Dual drug delivery system based on biodegradable organosilica core—shell architectures[J]. ACS Applied Materials & Interfaces, 2018, 10(6): 5287-5295.

[4] Zhao D W, Liu Y M, Zhang Y T, et al. Silicone—modified flavonols for organosilicon photopolymerization[J]. ACS Applied Polymer Materials, 2024, 6(15): 9260-9271.

[5] 张瀚文, 施雅利, 王心蕊, 等. 载中药砒霜活性成分的光化疗免疫纳米聚合物制备及其抗胶质母细胞瘤免疫激活[J]. 南京中医药大学学报, 2025, 41(6): 766-776.

[6] 李欣, 潘宇飞, 万旭英. 三氧化二砷在肿瘤治疗中临床应用及相关分子机制研究进展[J]. 陕西医学杂志, 2024, 53(5): 703-706.

[7] 张兰玲, 吴范宏, 吴卓. 含氟抗病毒药物研究进展[J]. 应用技术学报, 2024, 24(2): 178-184.

[8] 黄开勋, 徐辉碧. 硒的化学、生物化学及其在生命科学中的应用[M]. 2版. 武汉: 华中科技大学出版社, 2009.

[9] 郭子建, 毛宗万, 曲晓刚. 前言: 生物无机探针与药物专刊[J]. 中国科学: 化学, 2017, 47(2): 117-118.

第 3 章

主族金属药物

主族金属是一类具有共同特征的元素,包括碱金属和碱土金属以及一些其他金属,它们通常具有良好的导电性和导热性,金属性较强,化学性质活泼,能够通过失去电子形成阳离子。许多主族金属在生物体内发挥着重要作用,如钠和钾对细胞功能至关重要。

主族金属药物是指以主族金属元素(包括第一主族碱金属锂 Li、钠 Na、钾 K,第二主族碱土金属镁 Mg、钙 Ca、锶 Sr、钡 Ba,第三主族铝 Al、镓 Ga,第四主族锡 Sn,第五主族锑 Sb、铋 Bi)为基础的药物,这些药物在临床医学中展现出独特的生物活性和治疗潜力。例如,铝主要以铝羟化物的形式应用于抗酸药,帮助缓解胃酸过多与消化不良。近年来,随着对金属药物作用机制的深入研究,主族金属药物的应用范围不断扩大,研究成果也日益显著。

3.1 第一主族金属药物

碱金属主要包括锂、钠、钾等元素,这些药物在临床医学中发挥着重要作用,尤其在精神疾病、心血管疾病和电解质平衡等方面作用显著。表 3-1 详尽地列出了部分具有代表性的碱金属药物及其临床应用。

表 3-1 碱金属药物

金属	药物名称	化学式	用途
锂	碳酸锂,酒石酸锂	Li_2CO_3,$Li_2C_4H_4O_6$	双相情感障碍
钠	氯化钠	NaCl	抑制胃酸分泌,保护胃黏膜,改善电解质不平衡
	磷酸钠	Na_3PO_4	
钾	氯化钾,醋酸钾	KCl,CH_3COOK	低钾血症

3.1.1 锂类药物

锂(Lithium,Li)金属药物主要用于治疗双相情感障碍(躁郁症)和抑郁症。其主要形式为锂盐,包括碳酸锂和酒石酸锂,它们被认为是一种情感稳定剂,通过影响神经递质的平衡来减轻情感波动和抑郁症状。除了双相情感障碍和抑郁症外,锂盐有时也被用于治疗其他类型的精神疾病,如自杀风险评估高的患者。锂盐可以帮助调节患者的情绪和行为,降低自杀的风险,保护患者的生命安全。

然而,锂盐也有一些副作用和注意事项。长期使用锂盐可能导致肾功能损伤、甲状腺功能异常等不良反应。因此,在使用锂盐治疗时,医生需要定期监测患者的肾功能、甲状腺功能等指标,及时调整治疗方案,以确保患者获得最佳疗效并减少不良反应的发生。

3.1.2 钠类药物

钠(Sodium,Na)是人体中不可或缺的重要元素之一,对于维持体液平衡、神经传导和肌肉收缩等生理功能至关重要。在临床上,主要使用的是氯化钠(生理盐水),它可以用于补充液体和电解质,以维持体内的正常生理功能。生理盐水主要用于治疗低钠血症,即指血清钠浓度低于正常范围的情况。低钠血症可能由多种原因引起,如过量失水、肾脏疾病、心衰等。在患者出现低钠血症时,补充适量的氯化钠或其他钠盐可以帮助恢复正常的钠水平,维持体内的电解质平衡,避免出现严重的并发症。

不只是氯化钠,其他类型的钠盐,如碳酸钠、磷酸钠等,也在特定情况下被广泛应用。这些钠盐的不同化学特性使得它们在某些临床环境中具有独特的适应证。例如,磷酸钠常用于改善电解质不平衡,特别是在需要通过肠道进行快速补液时。

另外,钠盐也常用于治疗脱水状态的情况。脱水是指体内水分丢失过多,导致机体的水电解质平衡紊乱。在脱水状态下,及时补充含有适量钠的液体可以恢复体液平衡,保持器官功能正常运转,有助于加速患者的康复。

在临床应用中,氯化钠的剂量通常根据患者的具体情况、年龄、体重以及脱水程度来决定。医疗专业人员会依据患者的生理指标和实验室检查结果进行适当的调整,确保达到最佳的治疗效果。剂量一般以毫克或毫升为单位进行计量,具体应用的方式可以是静脉滴注、注射或者口服补充。

3.1.3 钾类药物

钾(Potassium,K)是人体内重要的电解质之一,对于维持心脏、肌肉和神经系统的正常功能至关重要。在临床上,常用的钾制剂包括氯化钾、醋酸钾等,用于治疗低钾血症以及预防或管理心脏病患者的心率失常。

低钾血症是指血液中钾离子浓度低于正常范围的状况,可能由多种原因引起,如长期使用利尿剂、消化道功能紊乱、肾功能障碍等。低钾血症会影响心脏的正常功能,导致心律失常、肌无力等症状。在这种情况下,补充钾制剂可以迅速纠正低钾血症,恢复正常的血液钾水平,从而维持心脏和其他器官的正常功能。

对于心脏病患者来说,心律失常是一种常见的并发症。维持适当的血钾水平对于预防心脏病患者的心率失常至关重要。钾离子在心脏细胞内起着调节心脏节律的重要作用,确保心脏以协调的节律收缩。因此,经常监测血钾水平并在必要时补充钾剂,可以有效预防心脏病患者出现心律失常,保护心脏健康。

然而,补充钾剂也需要谨慎。过量的钾摄入可能导致高钾血症,引起心脏毒性反应甚至心搏骤停。因此,在使用钾制剂时应严格按照医生的建议和监测指引,避免出现不必要的风险。针对不同疾病情况和患者个体差异,应制定个性化的治疗方案,以确保钾剂的安全有效使用,维护患者的健康。

3.2 第二主族金属药物

碱土金属主要包括镁(Mg)、钙(Ca)、锶(Sr)和钡(Ba),这些元素在医学领域的应用逐渐受到重视,尤其在骨骼健康、心血管疾病和神经系统疾病等方面。镁盐(如硫酸镁)常用于治疗低镁血症、心律失常和偏头痛。钙是维持骨骼健康的关键元素,钙补充剂(如碳酸钙、柠檬酸钙)广泛用于预防和治疗骨质疏松症。锶在医学中的应用相对较新,主要用于骨质疏松症的治疗。锶盐(如锶氨基磺酸盐)被发现既可以促进成骨细胞的复制,又可以抑制破骨细胞的活性,抑制骨吸收,从而改善骨密度。钡在医学中的应用主要集中在影像学检查中,作为对比剂用于胃肠道的 X 线检查。表 3-2 详尽地列出了部分具有代表性的碱土金属药物及其临床作用,为后续的研究与应用提供了重要的参考依据。

表 3-2　碱土金属药物

金属	药物名称	化学式/结构式	用途
镁	氧化镁,氯化镁,硫酸镁	$MgO,MgCl_2,MgSO_4$	治疗癫痫、低镁血症、心律失常和偏头痛
钙	碳酸钙,柠檬酸钙,氯化钙	$CaCO_3,(C_6H_5O_7)_2Ca_3,CaCl_2$	钙缺乏症(防治骨质疏松、佝偻病等)
锶	雷尼酸锶		骨质疏松症和骨病变的治疗
钡	氯化钡,硫酸钡	$BaCl_2,BaSO_4$	造影剂

3.2.1　镁类药物

镁(Magnesium,Mg)是人体内必需的矿物质之一,在维持正常生理功能中扮演着重要角色。临床上常用的镁制剂包括氧化镁、氯化镁、硫酸镁等,用于治疗镁缺乏症和一些与镁相关的疾病。

镁缺乏症是一种常见的矿物质缺乏症状,可能导致多种症状,如肌肉痉挛、心律失常等。镁在心脏功能中发挥着重要作用,特别是对室性早搏等心律失常具有调节作用。因此,在一些心律失常患者中,补充镁剂可以帮助患者维持正常心律。

此外,镁还被用于偏头痛的预防和治疗。一些研究表明,镁剂的补充可以减轻偏头痛发作的频率和严重程度。对于妊娠高血压病的治疗,硫酸镁被广泛应用于治疗子痫(一种严重的妊娠并发症),能够帮助降低血压和预防癫痫发作。

总的来说,镁在临床上具有广泛的应用,特别是在心血管疾病、神经系统疾病和妇产科疾病方面显示出重要作用。然而,在使用镁制剂时应遵循医生的建议,严格控制剂量和使用方法,以避免镁中毒等不良反应的发生。针对不同疾病情况和个体差异,应选择最适合的镁制剂和治疗方案,以发挥镁在临床上的最佳疗效。

3.2.2　钙类药物

钙(Calcium,Ca)在人体内扮演着至关重要的角色,特别是在骨骼和牙齿的形成、心脏肌肉收缩、神经传导等方面发挥着重要作用。钙元素是维持人体正常生理功能的基本要素之一,缺乏钙可能导致多种健康问题。钙缺乏症是一种常见的情况,可能由膳食不足、吸收障碍等原因引起。钙缺乏症可以增加患骨质疏松、佝偻病等骨骼疾病的风险。在这种情况下,补充钙剂可以帮助纠正钙缺乏,维持骨骼健康,预防骨质疏松和其他骨骼相关疾病。常见的钙剂包括碳酸钙、柠檬酸钙、氯化钙等。

心律失常是由于心脏的电传导系统发生异常而导致。钙在心脏肌肉收缩和心律调节中同样发挥着关键作用,因此在一些特定的心律失常治疗中,钙制剂可能被用来调节心脏的电传导,维持正常的心率。对于患有心律失常的患者,及时有效地处理心率异常是至关重要的,而钙可能在这些情况下发挥着积极的作用。

钙还可以用于预防和治疗甲状旁腺功能亢进引起的高磷血症。在这种情况下,甲状旁腺功能亢进会导致血液中磷含量升高,与钙的比例失调。补充钙剂可以帮助调节血液中的磷和钙含量,维持酸碱平衡,从而减轻高磷血症对身体的不良影响。

3.2.3 锶类药物

锶(Strontium,Sr)是一种天然元素,存在于生物矿物中,如文石珊瑚骨架和骨磷灰石。已发现在生物材料中添加锶可以调节细胞代谢,从而加快骨愈合过程。锶是位于骨骼中的微量金属之一,进入人体的大部分锶都存在于骨中。锶及其化合物被证明是促进骨修复和新骨形成的有效药物,在临床实践中,锶药物(如雷尼酸锶,图 3-1)主要应用于骨质疏松症和相关骨骼疾病的治疗。以下是含锶药物的功效:

①针对骨质疏松症的治疗。含锶药物可以促进骨组织的形成和抑制骨质疏松症的发展。它能够替代骨组织中的钙,增加骨密度,改善骨质结构,从而提高骨抗压强度,减少骨折的风险。

②对骨病变的治疗。含锶药物还可以用于治疗其他与骨骼有关的疾病,如骨转移瘤、骨骼炎症等。它对骨骼的生长、修复和保护起着重要作用,有助于改善患者的症状和生活质量。

总的来说,含锶药物在骨质疏松症和骨病变的治疗中具有重要作用。然而,在使用含锶药物时需要谨慎选择,遵循医生的建议和用药指导。不当使用含锶药物可能会导致不良反应,如肠道不适、头痛、失眠等。

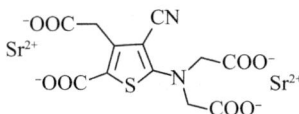

图 3-1 雷尼酸锶的结构式

3.2.4 钡类药物

钡(Barium,Ba)在医学中的应用主要集中在影像学检查中,尤其是在胃肠道的 X 线检查中,作为一种重要的对比剂。硫酸钡($BaSO_4$)是钡的主要化合物,因其优良的影像学特性而被广泛应用。硫酸钡是一种不溶于水的化合物,这一特性使其在体内不会被吸收,从而减少了对患者的潜在毒性。

硫酸钡的密度较高,能够有效阻挡 X 射线,因此在 X 线成像中表现出良好的对比效果。患者在进行胃肠道检查时,通常会口服或通过灌肠的方式摄入硫酸钡。硫酸钡在消化道内形成一层均匀的覆盖层,能够清晰地显示出食道、胃和肠道的结构和功能。这种对比剂的使用使得医生能够更好地观察到消化道的形态变化、病变和异常情况,如肿瘤、溃疡、狭窄等。硫酸钡在临床上主要用于以下两种检查:①钡餐检查。患者口服硫酸钡后,通过 X 线拍摄食道、胃和小肠的影像,以评估其结构和功能。这种检查能够帮助诊断食道炎、胃溃疡、肿瘤等疾病。②钡灌肠检查。通过肛门将硫酸钡注入大肠,进行 X 线成像。这种方法主要用于评估结肠的健康状况,能够发现结肠息肉、肿瘤、炎症等病变。

尽管钡在影像学中的应用广泛,但其使用也需谨慎。硫酸钡在体内不被吸收,通常是安全的,但在某些情况下,患者可能会出现便秘或肠梗阻等不良反应。因此,在进行钡检查前,医生会详细询问患者的病史,确保其适合接受此类检查。此外,检查后,患者应多饮水,以帮助排出体内的硫酸钡,减少便秘的风险。

随着医学影像技术的不断发展,硫酸钡的应用也在不断演进。研究者们正在探索改进钡硫酸盐的配方,以提高其成像效果和患者的舒适度。同时,结合其他影像学技术(如 CT、MRI)的发展,钡的应用可能会与新技术相结合,提供更全面的诊断信息。

3.3 第三主族金属药物

第三主族金属主要为金属铝(Al)和镓(Ga),尽管这两种金属在化学性质上有显著差异,但它们在医学领域的潜在应用和研究成果都显示出重要的前景(如表 3-3)。铝化合物(如氢氧化铝)常用于制备抗酸药物,能够中和胃酸,缓解胃灼热和消化不良等症状。镓是一种相对较新的金属,在医学领域的应用逐渐受到重视。镓的化合物在抗肿瘤、抗菌和成像等方面展现出良好的前景。

表 3-3 铝和镓金属药物

金属	药物名称	化学式	用途
铝	氢氧化铝、碳酸铝、硫酸铝	$Al(OH)_3$,$Al_2(CO_3)_3$,$Al_2(SO_4)_3$	治疗消化系统疾病、酸中毒和高磷血症
镓	硝酸镓	$Ga(NO_3)_3$	癌症相关高钙血症

3.3.1 铝类药物

含铝(Aluminium,Al)药物是指使用含铝盐(如氢氧化铝、碳酸铝、硫酸铝等)作为主要活性成分的药物。这些药物在临床上常用于治疗消化系统疾病、酸中毒和高磷血症等疾病。以下是含铝药物的主要临床功效:

①治疗消化系统疾病。含铝药物可以迅速中和胃液中的盐酸,从而减轻消化系统疾病(如胃溃疡、胃酸过多等)引起的疼痛和不适。这些药物被用作胃酸减少剂,有助于缓解胃酸过多引起的反流性食管炎和消化性溃疡等症状。

②治疗酸中毒:含铝药物可以中和体内过多的酸性物质,使血液的酸碱平衡得以维持。这对于治疗代谢性酸中毒和其他酸碱失衡的情况十分重要。

③治疗高磷血症:含铝药物可以结合磷酸盐,形成铝磷酸盐,从而减少体内过量的磷酸盐含量。这对于治疗慢性肾病等疾病引起的高磷血症具有一定的疗效。

需要注意的是,长期使用含铝药物也可能带来一些副作用,包括便秘、腹泻、骨质疏松等。

此外,最新研究进展表明铝配合物(如图 3-2,铝酞菁)能够作为一种光敏剂,用于肿瘤的光动力治疗研究。临床试验验证了其在治疗表浅肿瘤(如皮肤癌)方面的有效性。研究表明,当铝酞菁与特定波长的光照射结合使用时,可以选择性地破坏肿瘤细胞,且对周围正常组织的损伤较小。此外,它的光学特性使其在深层组织的应用中也显示了潜力,尤其是在近红外区域的光穿透能力。除了抗肿瘤治疗,铝酞菁光敏剂还被研究用于治疗细菌感染,尤其是在对耐药性病原体的控制方面具有希望。临床研究显示,结合铝酞菁的光动力治疗能够显著降低一些难以治疗的感染,如慢性感染和手术后感染的病原体负荷,促进康复。此外,铝酞菁还在牙科治疗中显示出应用前景。在处理牙周疾病和口腔感染时,研究表明其结合光动力治疗能够有效清除口腔内的细菌。

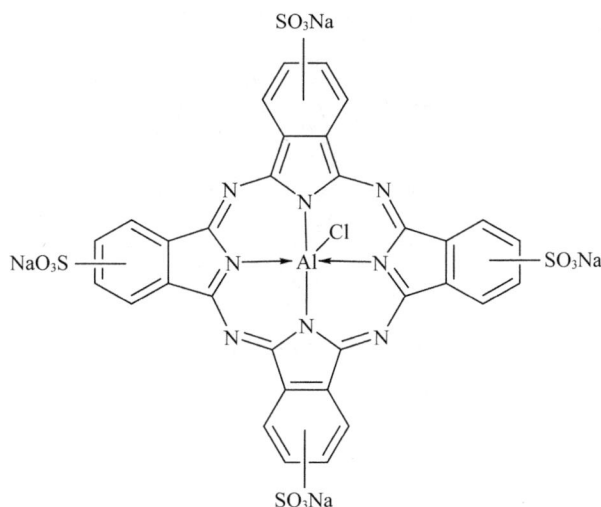

图 3-2 铝酞菁的结构式

3.3.2 镓类药物

镓(Gallium,Ga)是一种相对较新且具有潜力的金属药物,近年来在医学研究中引起了广泛关注。硝酸镓(Gallium nitrate)作为镓的一种重要化合物,近年来在临床医学中的应用逐渐受到关注,尤其是在抗肿瘤和抗菌领域。硝酸镓已被批准用于治疗多发性骨髓瘤患者的高钙血症,其作用机制主要为通过抑制骨吸收和调节钙代谢来减少血钙水平。此外,最新研究显示,硝酸镓对多种肿瘤细胞具有明显的抗增殖作用,能够通过干扰细胞的铁代谢增加肿瘤细胞的凋亡。近年来的临床试验表明,硝酸镓与传统化疗药物联合应用时,能够提高治疗效果,尤其是在治疗耐药性肿瘤方面显示出良好的前景。

还有一些含镓的配合物通过释放镓离子,针对肿瘤细胞起到杀伤作用,具有较强的抗肿瘤活性,如图 3-3 中 8-喹啉酸酯(KP46)是一种具有喹啉配体的镓配合物,目前正在作为口服镓化合物进行试验,将癌症治疗提升到了一个新的水平。该复合物显示出优异的热稳定性和动力学稳定性,允许其在水中存在数小时,它缓慢释放 Ga^{3+} 至转铁蛋白。KP46 主要通过提升 p53 水平来杀死癌细胞,从而导致细胞内 Ca^{2+} 和活性氧(ROS)水平的增加。KP46 造成的 DNA 损伤与氧化应激增高有关,而不是像顺铂那样直接与 DNA 相互作用。同时,镓化合物还在一些诊断测试中发挥了作用,尤其是在放射性成像和肿瘤标记方面,成为一种有希望的影像学诊断剂。

　　总的来说,含镓药物作为一种重要的抗肿瘤药物,在治疗某些难治性肿瘤中展现出独特的优势。然而,在使用含镓药物时需要密切监测患者的情况,及时处理不良反应,确保安全有效地发挥药物的功效。通过合理应用含镓药物,可以帮助患者缓解症状、延长生存期,并提高生活质量。

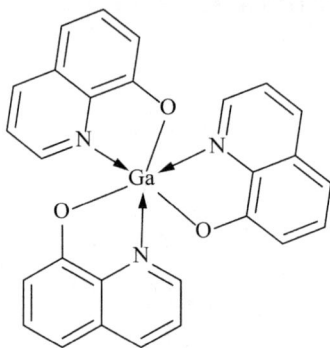

图 3-3　镓配合物 KP46 的结构式

3.4　第四主族金属药物

　　第四主族半金属及金属元素主要包括硅(Si)、锡(Sn),这些元素在电子和材料科学中具有重要应用。在医药方面,硅化合物(如硅酸盐和硅基聚合物)主要被用于药物释放系统和生物材料中,提供生物相容性和增强药物疗效。硅类药物已经在第 2 章进行了详细介绍。这节内容就主要介绍锡金属药物。

　　锡被广泛应用于化妆品、食品包装和电子设备中,然而在生物医学中,其潜力在不断被探索。例如锡氯化物 $SnCl_3$ 和 $SnCl_2$,在抗肿瘤药物研究中显示出了良好的前景。早期研究显示,锡化合物能够抑制癌细胞的生长,它们通过诱导细胞凋亡和抑制肿瘤细胞增殖,显示出强大的抗癌活性。同时,锡化合物能够通过调节细胞周期和影响相关信号通路,干扰肿瘤细胞的存活。

　　此外,锡配合物 Sonoflora 1(图 3-4)作为一种新型的声敏剂,应用于肿瘤的声动力治疗中,其独特的生物相容性和声敏化性质使其在肿瘤治疗中展现出良好的前景。Sonoflora 1 的临床应用和研究仍在不断深入,未来有望在肿瘤治疗、局部用药等领域发挥更大的作用。锡声敏剂 Sonoflora 1 代表了现代医学中声学技术与声动力治疗结合的前沿研究方向,其发展有助于推动个性化医疗和靶向治疗的进程。

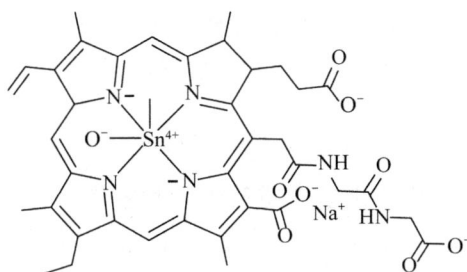

图 3-4 锡声敏剂 Sonoflora 1 的结构式

3.5 第五主族金属药物

第五主族的金属及半金属元素砷（As）、锑（Sb）和铋（Bi）（如表 3-4 所示）在医学领域的应用各具特色，历史悠久且经历了不断的发展。砷特别在肿瘤治疗方面展现出显著的潜力，现代医学方法的运用使其在治疗急性白血病方面取得了显著成效，相关内容已经在第二章进行了详细介绍。锑作为有效的抗寄生虫药物，在治疗利什曼病中发挥着重要作用。铋则凭借其良好的消化系统应用，成为治疗胃疾病的常用药物，受到广泛青睐。本节将详细探讨这些元素的医学应用、作用机制及其近年来的研究进展。

表 3-4 第五主族金属药物锑和铋的临床应用

金属	药物名称	化学式/结构式	用途
锑	葡甲胺锑酸盐（安替比）	$C_7H_{18}NO_8Sb$	利什曼病（尤指黑热病）
铋	枸橼酸铋钾	$C_{12}H_{10}BiK_3O_{14}$	幽门螺杆菌感染
	碱式水杨酸铋片	$C_7H_5BiO_4$	十二指肠溃疡和消化性溃疡
	硫酸铋	$Bi_2(SO_4)_3$	胃灼热和腹泻

3.5.1 锑类药物

锑（Antimony，Sb）及其化合物在古代被用作化妆品和药物。在西方，锑在中世纪被用于治疗多种疾病，包括寄生虫感染和皮肤病。如今，锑及其化合物被广泛应用于抗寄生虫药物，特别是在利什曼病的治疗中。利什曼病由利什曼寄生虫引起，主要在热带和亚热带地区流行，严重影响人类健康。锑化合物（如葡甲胺锑酸盐）被认为是治疗利什曼病的标准药物，其作用机制主要包括：①抑制寄生虫的能量代谢。锑通过干扰寄生虫的能量产生过程，降低寄生虫的存活率。②增强宿主免疫反应。锑能够激活宿主免疫系统，增强宿主对寄生虫的免疫防御，从而促进疾病的康复。

锑化合物在临床上被广泛应用，但使用过程中也存在一定的副作用，尤其是心脏毒性。心脏毒性可能表现为心电图变化和心律失常，因此在使用锑类药物期间，医生需要严格监测患者的心脏健康。这种副作用使得临床医生在治疗利什曼病时需谨慎，根据患者的具体情况选择合适的治疗方案和剂量。除抗寄生虫作用外，锑还在其他领域表现出潜力。例如,锑化合物对癌症的抗肿瘤特性正在研究中。尽管研究尚处于初步阶段,锑的多样性和相对较低的毒性使之成为合成新药的重要候选者。

3.5.2 铋类药物

铋(Bismuth,Bi)因其独特的化学性质和生物相容性,广泛应用于医学领域,尤其是在胃肠道疾病的治疗中。铋的抗菌、抗炎及保护胃肠道的作用,使其成为治疗消化性溃疡、胃炎等疾病的重要药物。

枸橼酸铋钾(图 3-5)是一种常用于治疗幽门螺杆菌感染引起的消化性溃疡的药物。研究表明,枸橼酸铋钾在与抗生素联合使用时,能够显著提高治疗效果,并减少抗生素的耐药性风险。其作用机制是枸橼酸铋钾通过直接作用于幽门螺杆菌,抑制其生长和繁殖,从而减少其在胃肠道内的数量。此外,铋的保护作用能够提高抗生素的局部浓度,增强其对幽门螺杆菌的杀灭效果。

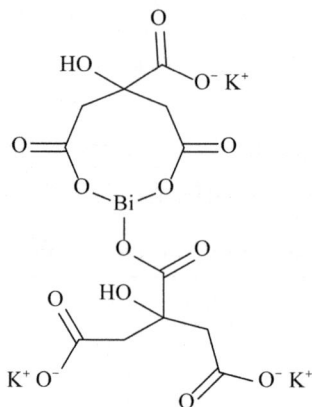

图 3-5　枸橼酸铋钾的结构式

碱式水杨酸铋片主要用于消化不良、胃痛、恶心和腹泻等多种症状,其已被广泛应用于家庭治疗,是一种常见的非处方药物。作用机制类似于二氯化铋,通过在胃肠道内形成保护层以减轻刺激,从而缓解各种消化道的不适。这种保护膜的形成,不仅有助于减少胃酸对胃黏膜的侵害,同时还能够促进胃肠道的自我修复,减轻炎症反应。

硫酸铋则主要用于治疗胃溃疡和胃炎等相关问题,其主要适应证为各种胃部疾病,尤其在治疗重度胃炎和溃疡时表现出显著效果。硫酸铋的作用机制主要是通过保护胃黏膜,促进其愈合,同时能够中和胃酸,降低胃液的酸度。这一机制对于缓解痛感、促进消化和加速溃疡愈合非常重要。通过减少胃酸对胃壁的刺激,硫酸铋能够帮助患者更快地恢复健康。

以上铋类药物在胃肠道疾病的治疗中具有重要意义。它们通过不同的作用机制,共同促进了消化系统的健康,缓解了患者的症状,使得患者在生活中恢复正常功能。随着对铋类药物作用的深入研究,未来可能会有更多新型剂型和配方的铋药问世,为患者提供更安全、有效的治疗选择。

参考文献

［1］Kostova I. Survey of main group metals and metalloids in cancer treatment［J］. Inorganics，2024，12(1)：29.

［2］Abdolmaleki S，Aliabadi A，Khaksar S. Riding the metal wave：A review of the latest developments in metal-based anticancer agents［J］. Coordination Chemistry Reviews，2024，501：215579.

［3］Müller S，Miller W H Jr，Dejean A. Trivalent antimonials induce degradation of the PML-RAR oncoprotein and reorganization of the promyelocytic leukemia nuclear bodies in acute promyelocytic leukemia NB4 cells［J］. Blood，1998，92(11)：4308-4316.

［4］Zhou C，Wang X，Quan X C，et al. Silicon-containing complex Ⅱ Acaricides—Design，synthesis，and pharmacological optimization［J］. Journal of Agricultural and Food Chemistry，2022，70(36)：11063-11074.

［5］Islam A，Rodrigues B L，Marzano I M，et al. Cytotoxicity and apoptotic activity of novel organobismuth(Ⅴ) and organoantimony(Ⅴ) complexes in different cancer cell lines［J］. European Journal of Medicinal Chemistry：Chimie Therapeutique，2016，109：254-267.

［6］徐刚，崔玉波，崔凯，等. 非铂类金属抗肿瘤药物的研究进展［J］. 化学进展，2006，18(1)：107-113.

第 4 章

第一过渡金属药物

第一过渡金属药物在现代医学中展现出广泛的应用前景，主要得益于其独特的化学特性和良好的生物安全性。主要包括钛（Ti）、钒（V）、锰（Mn）、铁（Fe）、钴（Co）、铜（Cu）、锌（Zn）等。这些元素在化学性质上有许多相似之处，同时也存在一些差异，为它们在各领域的应用提供了多样化的可能性。第一过渡金属药物的生物活性通常与其氧化还原反应能力密切相关。这些金属通过与生物分子结合或改变氧化态，影响细胞信号传导和代谢途径，从而发挥药理作用。例如，铁和锰作为酶的辅因子参与催化反应，铜在能量代谢和自由基清除中起到关键作用。第一过渡金属药物在新药研发中的潜力不断被挖掘，通过深入研究其机制及毒性，我们有望为临床治疗提供更多创新的解决方案，改善各种疾病的治疗效果。

4.1 钛类药物

钛（Titanium，Ti），在元素周期表中位于第 4 周期、第ⅣB 族的过渡金属，以其在地壳中约 0.64% 的丰富含量，紧随铝、铁与镁之后，位列地壳金属元素丰度第四。尽管钛并非人体所必需的元素，但它以独特的方式存在于人体中，主要累积于肺部。金属钛能够与肌肉和骨骼组织和谐共生，这一非凡性质赋予了它"生物金属"的美誉。然而，钛的毒性主要是其肾毒性，它能够提升体内肌酸酐与胆红素的含量。幸运的是，这种毒性作用具有累积性的同时，也伴随着可逆性，意味着金属钛能够迅速通过肾脏与肝脏的代谢途径从血液中有效清除，从而确保了钛金属在生物医学应用中的高度生物相容性。在抗肿瘤领域，钛更是展现出了独特的潜力，其配合物主要分为两大类别：一类是以茂钛类为代表的有机金属配合物，另一类则是具有显著活性的 β-二酮钛（Ⅳ）类配合物，这两类配合物共同为钛在医学治疗领域的应用开辟了广阔的前景。

（1）二氯二茂钛配合物

1979 年，Köpf 等人率先揭示了二氯二茂钛[$(C_5H_5)_2TiCl_2$，图 4-1]在抗肿瘤治疗中的显著活性，这一发现为抗癌药物研究开辟了新的方向。随后，在 1991 年，二氯二茂钛作为具有潜力的抗癌候选药物，成功迈入Ⅰ期临床试验阶段。在实验中，二氯二茂钛展现出了非凡的疗效，对 Ehrlich 腹水癌的治愈率最高可达 100%，且在对抗 Colon 38（结肠癌）细胞时，其抑制效果甚至超越了传统抗癌药物顺铂。尤为重要的是，与顺铂相比，二氯二茂钛显著降低了肾毒性和骨髓毒性的风险，这一特性使其在抗癌药物领域备受瞩目。然而，在后续的Ⅱ期临床试验中，二氯二茂钛在针对转移性肾细胞癌和乳腺癌患者的治疗中遭遇了挑战，其疗效未达预期且稳定性不足，最终导致了临床试验的遗憾失败。

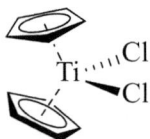

图 4-1 二氯二茂钛的结构式

鉴于二氯二茂钛因稳定性不足而限制了其被深入开发与应用，科研界致力于探索更为高效、低毒且稳定性卓越的新型钛配合物。为此，科学家们采取了两种主要策略：一是取代分子中不稳定的氯原子，二是修饰原本相对稳定的茂环结构，以此为基础合成了多种二氯二茂钛的衍生物。这些衍生物因其潜在的优势而受到了广泛的关注与深入研究。表 4-1 详尽地列出了部分具有代表性的茂钛类配合物的结构，这些化合物的结构与其效果存在一定的构效关系,为后续的研究与应用提供了重要的参考依据。

表 4-1　茂钛类配合物的结构式

序号	化合物结构式	序号	化合物结构式
(1)	Ti—Cl, Cl (二茂钛二氯)	(10)	二苯并噻吩-Ti-Cl 结构
(2)～(4)	Ti—X, X　X=F (2), Br (3), I (4)	(11)(12)	Ti—X_1　X_1= —O—CO—CH_2NH_3Cl (11); —S—CH$_2$CH(NH$_2$)COOH (12)
(5)～(7)	Ti—X, X　X= —OCOCF$_3$ (5), —OCOCCl$_3$ (6), —OCO(CH)$_2$COOH (7)	(13)(14)	Ti—X_2　X_2= —S—CH$_2$CH$_2$CH(NH$_2$)COOH (13); —S—C(CH$_3$)$_2$CH(NH$_2$)COOH (14)
(8)	苯并噻吩-Ti-Cl 结构	(15)	二茂钛 TCNQ-β-CD 结构，$\boxed{}$ =β-CD
(9)	二苯并噻吩-Ti-Cl 结构	(16)～(18)	Ti—Cl, Cl (茂环取代X)　X= CH$_3$ (16), CH$_2$CH$_3$ (17), COOMe (18)

（a）取代氯原子的茂钛衍生物

在优化配合物性能的过程中,综合考虑了溶解度、稳定性及抗癌活性等多个关键因素。根据现有研究成果,当二氯二茂钛中的不稳定氯原子被同族卤素(如 F、Br、I)取代[编号为(2)～(4)]或替换为酸性基团[如—OCOCF$_3$、—OCOCCl$_3$、—OCO(CH$_2$,对应(5)～(7)]时,显著提升了配合物的溶解性和稳定性,而其抗癌活性基本保持不变。这一发现为在不牺牲药效的前提下改善药物的物理化学性质提供了思路。另一方面,通过将生物活性基团(如茂钛、苯并噻吩和二苯并噻吩)巧妙地引入配合物结构[如(8)～(10)],我们成功地在一定程度上增强了其抗癌活性。这一策略为开发更具靶向性和疗效的新型抗癌药物开辟了新的途径。此外,为了提高配合物的生物利用度,研究还聚焦于水溶性基团的引入。具体而言,将甘氨酸、各种氨基酸(如 L-半胱氨酸、L-甲硫氨酸、L-青霉胺)等水溶性分子融入配合物中[如(11)～(14)],有效改善了其在水溶液中的溶解度和生物相容性,为药物在体内的吸收与分布创造了有利条件。最后,值得注意的是,大分子载体(如环糊精)的引入[如(15)]不仅深刻改变了配合物的物理性质,如溶解性、稳定性等,还显著增强了其抗癌活性。这一创新性的策略通过优化药物分子与生物环境的相互作用,为提升抗癌药物的疗效和安全性提供了强有力的支持。

（b）茂环修饰的二氯二茂钛衍生物

茂环的取代类型可以直接影响抗癌活性。向茂环中引入供电子基团,如甲基（—CH$_3$）和乙基（—CH$_2$CH$_3$）,虽能有效增强配合物的稳定性[如（16）和（17）],但其水溶性和抗癌活性都有所下降。相反,当引入吸电子基团,如甲氧羰基（—COOMe）时,如（18）,其抗癌活性得到了显著提升,特别是在针对 NCI-H209（人小细胞肺癌）细胞的抑制实验中,其效果与顺铂相当。这一增强作用可归因于—COOMe 基团不仅提高了茂钛衍生物的水溶性和路易斯（Lewis）酸性,还促进了其与 DNA 中路易斯碱位点的结合,从而增强了其抗癌效能。

迄今为止,针对具有抗癌潜力的茂钛衍生物,学术界已展开了广泛而深入的研究。这些研究揭示,相较于原型药物,许多衍生物在体外实验中不仅展现出了更高的抗癌活性,还具备了更优的溶解性能,特别是对顺铂耐药的癌细胞表现出良好的抑制效果,同时伴随较低的毒副作用,因此被视为具有广阔开发前景的候选药物。然而,尽管取得了这些进展,茂钛衍生物的稳定性问题仍未得到根本性解决,且关于其确切的抗癌机制尚缺乏深入且全面的理论支撑。因此,尽管研究热情高涨,但至今尚未有茂钛衍生物能够成功迈入临床试验阶段。

（2）β-二酮类钛配合物

1982 年,Keppler 的开创性研究首次揭示了 β-二酮钛（Ⅳ）系列化合物具备抗肿瘤活性,其中,二乙氧基-二（1-苯基-1,3-丁二酮）合钛（Ⅳ）,即布度钛（Budotitane,如图4-2 所示）,以其卓越的抗肿瘤活性脱颖而出。作为首个进入临床抗肿瘤研究领域的ⅣB族金属配合物,不仅标志着这一领域的重大突破,还激发了后续大量具有抗癌活性的ⅣB族金属配合物的涌现。目前,布度钛已顺利推进至Ⅱ期临床试验阶段,在该阶段中,它展现了对多种腹水和实体肿瘤的强大治疗效果,特别是对结肠和直肠癌细胞的抑制活性,优于传统药物顺铂和 5-氟尿嘧啶。值得一提的是,布度钛的毒副作用较小,其最大耐受剂量可达 230 mg/m^2,仅在剂量超过此安全阈值时才可能出现肝肾毒性,但避免了顺铂常见的严重呕吐反应,这一特性极大地改善了患者的治疗体验。此外,布度钛还表现出低毒性、无诱变性和无骨髓抑制效应的优点,这些特性使其成为一类比传统茂钛类化合物更具开发潜力和应用前景的抗癌分子。

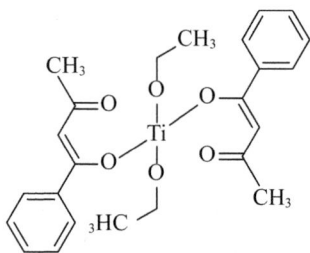

图4-2 布度钛的结构式

苯环的取代基效应可以直接影响 β-二酮钛的抗癌活性。当苯环被给电子基团取代时,能够增强 β-二酮钛的抗癌活性,这表明给电子基团对于提升此类化合物的抗肿瘤效能具有正面效应。相反,吸电子基团的取代则对抗癌活性的影响相对有限,这可能是由于吸电子基团的存在减弱了 Ti—O 键的强度,进而降低了 β-二酮钛的稳定性,而稳定性作为药物设计的关键因素之一,其下降可能间接影响了抗癌活性的表现,但并非直接决定抗癌活性的唯一因素。因此,在设计和优化具有高效抗癌活性的 β-二酮钛衍生物时,需要综合考虑多种因素,以实现最佳的治疗效果。

（3）钛药物的抗肿瘤机制

（a）DNA 烷化机制：布度钛携带的活性烷化基团能够精准地与肿瘤细胞内的 DNA 分子发生共价结合，特别是在 DNA 的鸟嘌呤 N—7 和 O—6 位点上形成稳定的加合物。这一过程不仅直接损伤了 DNA 链，包括引发单链断裂、双链断裂乃至链间交联，还严重干扰了 DNA 的正常复制与转录过程，从而有效遏制了肿瘤细胞的生长与增殖。

（b）拓扑异构酶Ⅱ抑制：此外，布度钛还展现出对拓扑异构酶Ⅱ（Topo Ⅱ）的强大抑制作用。Topo Ⅱ 作为 DNA 复制与基因表达的关键调控酶，负责解决 DNA 复制过程中产生的超螺旋与缠结问题。布度钛通过抑制 Topo Ⅱ 的功能，进一步加剧了 DNA 的损伤程度，加速了肿瘤细胞的凋亡进程。

（c）细胞周期调控：布度钛能够诱导肿瘤细胞在 G2/M 期发生周期阻滞，有效阻止了细胞从 G2 期向有丝分裂期的过渡。这一阻滞现象是 DNA 损伤触发的细胞周期检查点激活的结果，旨在给予细胞时间修复受损的 DNA。然而，由于布度钛的持续作用，DNA 损伤难以修复，最终导致细胞周期停滞并可能引发细胞凋亡。

（d）免疫调节效应：值得注意的是，布度钛还具备显著的免疫调节功能。它能够激活自然杀伤细胞（NK 细胞）和 T 淋巴细胞，增强机体对肿瘤细胞的免疫监视与杀伤能力。同时，布度钛还可能通过上调肿瘤相关抗原的表达，提高肿瘤细胞对免疫细胞的敏感性，从而进一步促进抗肿瘤免疫反应的发生。

综上所述，布度钛通过烷化 DNA、抑制拓扑异构酶Ⅱ活性、诱导细胞周期阻滞以及调节免疫功能等多条途径，协同作用，展现出其在抗肿瘤治疗中的巨大潜力与广阔前景。

4.2　钒类药物

钒（Vanadium，V），位于元素周期表的第 4 周期第Ⅴ B 族。在人体内，钒的含量虽少，却维持在约 25 mg 的水平，且其化学价态多样，其中四价和五价态在生物学上尤为重要（图 4-3）。在细胞外部环境中，钒主要以五价形式即钒酸根阴离子的形态存在；而一旦进入细胞内，则转变为四价形态，如氧钒阳离子，执行其生物学功能。钒作为一种非铂金属，已展现出良好的抗肿瘤特性。在极低剂量下，它便能在细胞层面上有效抑制肿瘤的生长，这一发现为癌症治疗开辟了新的可能性。此外，钒配合物因其易于在氧化与还原状态间转换的特性，能够灵活地与酶、受体等关键生物分子发生相互作用，这一特性使得它们在多种疾病的治疗中展现出潜在的应用价值。目前，科学家们正积极研究钒配合物作为治疗糖尿病、癌症、细菌/病毒感染、炎症、肥胖以及骨骼疾病等多种疾病的潜在药物。

（1）糖尿病治疗作用

早在 20 世纪 80 年代，科学家们便揭示了钒在抗糖尿病领域的潜在作用，并对诸如硫酸氧钒（$VOSO_4 \cdot 3H_2O/4H_2O$）、偏钒酸钠（$NaVO_3$）和五氧化二钒（V_2O_5）等无机钒化合物进行了详尽的研究。然而，鉴于无机钒化合物普遍存在的生物利用度低及毒性问题，研究焦点逐渐转移至更为安全有效的有机钒配合物的开发上。在这一系列探索中，双（麦芽醇)氧钒复合物[Bis(maltolato)oxovanadium(IV)],又称联麦氧钒,简称 BMOV(如图 4-4 所示),凭借其独特的生理活性脱颖而出。BMOV 作为一种高效的 PTP(蛋白酪氨酸磷酸酶)抑制剂,通过精准调控 PTP 的活性,深刻影响着细胞信号传导与代谢调节等关键生理过程。在糖尿病治疗中,BMOV 展现了增强胰岛素信号转导、促进葡萄糖摄取与利用的能力,助力血糖水平的调控。此外,BMOV 还展现出心脏保护及抗氧化等附加健康益处,进一步拓宽了其应用前景。进入 20 世纪 90 年代,科研界迎来了另一项重要成果——新型胰岛素增强剂双(乙基麦芽酚)氧钒(IV),简称 BEOV(如图 4-4 所示)。这一氧钒基络合物针对 2 型糖尿病进行了Ⅰ期和Ⅱ期临床前试验,但其在临床前研究期间由于肾毒性等潜在安全性因素,BEOV 在 2009 年被迫停产。然而,近年来的新发现为 BEOV 的未来应用带来了转机:研究指出,阿尔茨海默病(AD)与糖尿病在发病初期共享类似的信号传导路径,这一发现重新点燃了 BEOV 在 AD 治疗领域的研究热情。

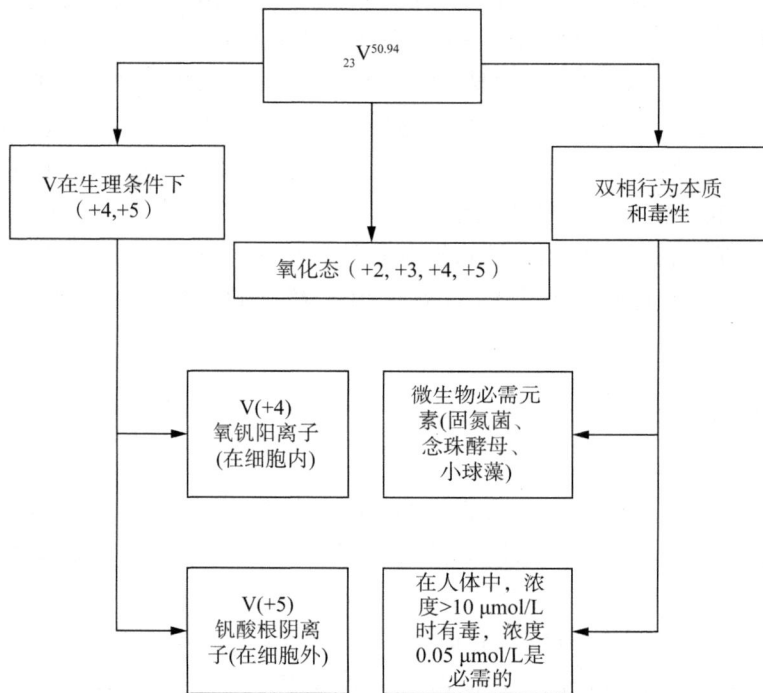

图 4-3 生理系统中各种氧化态中钒的存在及其本质与毒性行为示意图

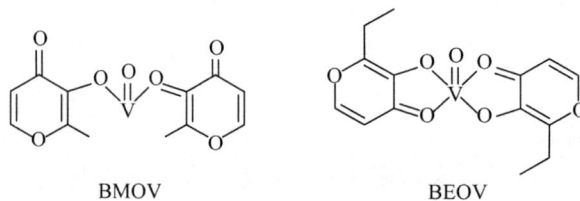

图 4-4 BMOV、BEOV 的结构式

BEOV 作为一种创新型的胰岛素增强剂,能够显著提升胰岛素的敏感性,并有效促进细胞对葡萄糖的摄取与利用。这一作用机制与其化学结构中的氧钒基团密切相关。这一关键基团通过与胰岛素受体及其底物相互作用,激活了关键的 PI3K - Akt 信号通路,进而增强胰岛素的信号转导过程,确保了葡萄糖代谢的高效进行。麦芽酚配体作为 BEOV 化学结构的另一重要组成部分,不仅提高了 BEOV 的水溶性和生物利用度,还可能通过其特定的化学性质与生物体内的其他分子发生相互作用,进一步增强 BEOV 的药理效应。这种协同作用机制使得 BEOV 在调节血糖水平方面展现出非凡的潜力。BEOV 的整体化学架构可能还蕴藏着尚未被完全揭开的秘密,比如潜在的活性位点或新颖的作用机制。这些未知的领域正是未来科学研究与探索的热点所在,它们将引领我们更深入地理解 BEOV 的生物学效应,并为其在糖尿病及其他相关疾病治疗中的应用开辟更广阔的前景。

（2）抗癌作用

钒配合物对各种人类肿瘤细胞系的抗癌潜力也被广泛研究。相较于传统的铂基抗癌药物,钒络合物不仅毒性水平更低,而且在针对癌细胞时展现出更为优越的选择性,这一特性为其在癌症治疗中的应用带来了新的希望。科学家们已深入探索了多种钒的氧化态络合物,包括钒（Ⅲ）、钒（Ⅴ）及钒（Ⅳ）化合物,以评估它们的抗癌活性。这些研究不仅丰富了我们对钒配合物作用机制的理解,还揭示了其在抗癌领域作为潜在治疗剂的巨大潜力。图 4-5 以直观的方式,系统地总结了钒配合物作为抗癌剂发展历程中的关键事件与重要里程碑,展示了这一领域的蓬勃发展态势及未来研究方向。

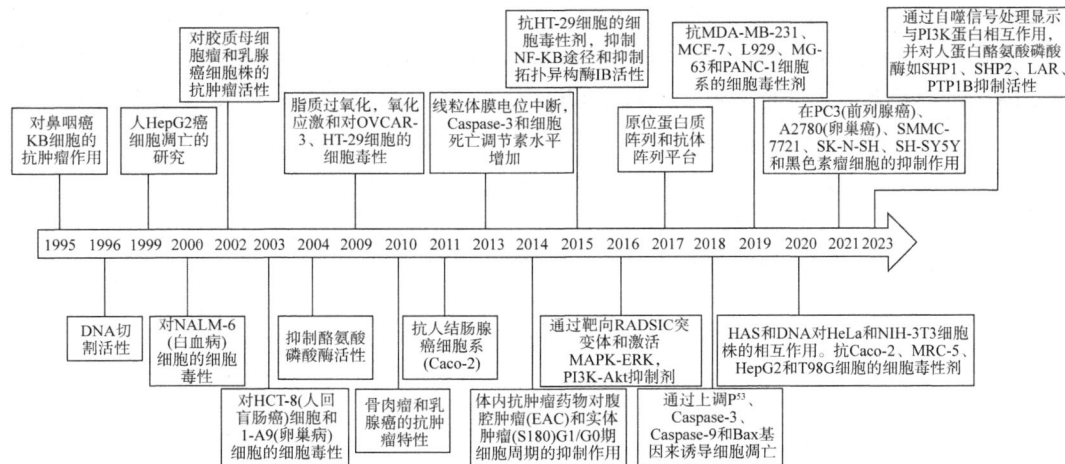

图 4-5　钒配合物作为抗癌剂的发展历程

注:RAD51C 是 RAD51 基因家族成员之一,参与 DNA 同源重组修复（HRR）,在维持基因组稳定性和修复 DNA 双链断裂（DSB）中起关键作用。它与 RAD51B、RAD51D 等蛋白形成复合物,促进 DNA 损伤修复。RAD51C 是继 BRCA1/2 之后发现的乳腺癌和卵巢癌易感基因,RAD51C 基因突变会增加患某些类型癌症的风险,包括卵巢癌和乳腺癌。RAD51C 基因通常有助于预防癌症,其突变会导致基因停止正常运作。

钒配合物有效的研究结果使它们成为铂族金属配合物的潜在替代品,促进了癌症治疗的金属药物开发的进展。然而,钒配合物在临床应用中仍面临一些挑战。例如钒配合物的稳定性和生物利用度是影响其临床应用的重要因素。为提升这些关键属性，研究者们正致力于优化配体的分子结构、改进合成工艺，以期在不损害其抗癌活性的前提下，显著增强钒配合物在生物体内的稳定性和可吸收性。尽管钒类抗肿瘤药物展现出巨大的潜力，但目前尚未有此类药物成功步入临床阶段。

4.3 锰类药物

锰（Manganese，Mn），位于元素周期表的第 25 位，隶属于ⅦB族金属元素。作为人体不可或缺的微量元素，锰凭借其独特的化学性质，在维持生命健康的多个关键环节中发挥着举足轻重的作用。它不仅参与调节免疫、细胞能量代谢、血糖平衡、消化、繁殖、血液凝固、骨骼生长，还在防御活性氧（ROS）的侵害中扮演关键角色。早在 1966 年，科学家们便通过将锰与维生素 B1 联合使用，成功治疗了牛皮癣，这一里程碑式的发现预示了锰在药物应用中的广阔前景。然而，由于锰配合物在早期的医学应用中因其稳定性和反应产率较低而受到限制。金属卟啉的发现及其展现出的优异稳定性和产量极大地推动了合成 Mn 基卟啉及其生物学应用的研究进程。随着科学技术的迅猛发展，多种锰卟啉复合物被巧妙地设计并成功合成，它们如今已广泛应用于生物学的各个领域。其中，最为引人注目的特性之一便是这些复合物作为高效抗氧化剂所展现出的能力，锰卟啉复合物能够精准地对抗超氧化物（$O_2^{\cdot-}$），有效减轻氧化应激对细胞的损伤，从而在保护生物体免受自由基侵害方面发挥着不可小觑的作用。

目前，已有几种锰金属配合物，如 AEOL-10150、EUK-134（即 Mn-salen）和 M40403，正处于临床试验阶段，如图 4-6 所示。AEOL-10150 为锰卟啉复合物，它能在线粒体遭遇外部挑战时迅速反应，通过减少活性氧（ROS）的生成，为治疗多种涉及氧化损伤的疾病提供强有力的支持。这一特性使得 AEOL-10150 在抗氧化治疗中占据了重要地位。EUK-134 是一种高效的自由基清除剂，擅长催化分解损害细胞的自由基，特别是在抵抗紫外线损伤方面，能有效减轻细胞受到的损伤。此外，EUK-134 还兼具抗炎与抗光老化的双重保护作用，尽管相较于 AEOL-10150 存在局限性，但其独特的药理特性仍为生物

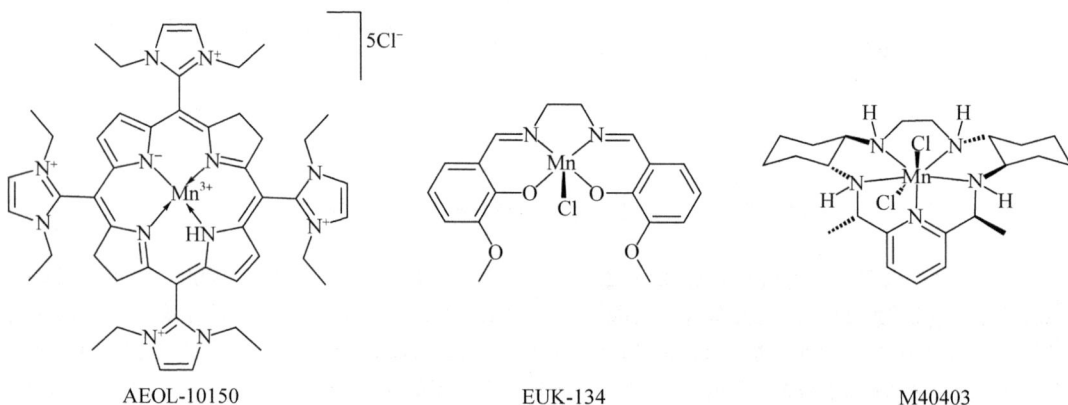

AEOL-10150   EUK-134   M40403

图 4-6 AEOL-10150、EUK-134 和 M40403 的结构式

医学研究注入了新的活力。而 M40403 作为 MnSOD(超氧化物歧化酶)的非肽基模拟物,以其精确去除超氧阴离子的能力脱颖而出。其能够避免干扰其他在炎症反应中的重要分子,如一氧化氮和过氧亚硝酸盐等,在动物模型中展现出了显著的抗炎与组织保护效果。这一特性使得 M40403 成为新型放射保护剂领域的有力候选者,预示着其未来在医疗保护领域的广阔应用前景。

4.4　铁类药物

铁(Ferrum,Fe),原子序数为 26,位于周期表第 4 周期第Ⅷ族金属。它是地球上分布最广、最常用的金属之一,约占地壳质量的 5.1%,居元素分布序列中的第四位,仅次于氧、硅和铝。铁是人体必需微量元素,人体内铁的总量约 4~5 g,是血红蛋白的重要组成部分,这种矿物质存在于向肌肉供给氧气的红细胞中。同时,铁还是众多酶系统及免疫系统化合物的核心成分,参与调节包括铁血红素酶、线粒体酶(尤其是呼吸酶)、DNA 合成酶、细胞周期酶以及解毒酶等在内的众多生化过程,确保生命活动的顺利进行。铁能够在两种稳定的氧化态(即 Fe^{2+} 和 Fe^{3+})之间变化,这使它能够参与各种细胞过程。尽管铁是地壳中含量第四高的元素,但由于 $Fe(OH)_2$ 和 $Fe(OH)_3$ 的水溶性差,铁在生物体内的生物利用率很低。为了解决这一难题,科学家们开发了螯合剂,以帮助生命体更有效地吸收和利用铁元素。在医疗领域,铁的临床药物即铁剂应运而生,它们专为治疗和预防缺铁性贫血等因铁缺乏而引起的疾病而设计。这些铁剂通过直接补充人体所需的铁元素,迅速改善铁缺乏状况。根据给药方式及成分的不同,铁剂可分为口服铁剂、注射铁剂、复合铁剂以及中成药等多种类型,如表 4-2 所示,市场上已有多种铁剂产品供患者选择,以满足不同治疗需求。

表 4-2　临床上铁剂的种类和用途

适应证及禁忌	商品名	剂型
硫酸亚铁	片剂颗粒糖浆	无机铁盐,起效快,适合急性贫血的口服补铁,价格相对较低,但可能会引起胃肠道不适
葡萄糖酸亚铁	胶囊糖浆	风味平和无涩味,生物利用率高,对消化系统无刺激、无副作用,含铁量相对较低
琥珀酸亚铁	缓释片颗粒	临床应用广泛,有机铁盐,生物利用度高,对胃肠道黏膜刺激性轻于硫酸亚铁;作用时间较长,适合长期用药;相比无机铁盐,价格稍高
乳酸亚铁	片剂口服液胶囊	有机补铁剂,易吸收,对肠胃无刺激、无副作用;不会影响食品的外观及风味;市场普及度较低,研究资料相对较少
右旋糖酐铁	片剂注射液	可通过静脉注射给药,直接补充体内的铁储备,作用迅速;副作用相对较少,特别是在消化系统方面
多糖铁复合物胶囊	胶囊	增加红细胞数量和提高血红蛋白浓度,减轻贫血症状;对胃肠道黏膜无刺激和腐蚀作用,避免了消化道的不良反应

三齿状铁螯合剂地拉罗司(商品名 ICL670,Deferasirox,如图 4-7 所示)的问世,无疑是铁基药物研发历程中的一个重要里程碑。作为美国 FDA 批准的首个可常规使用的口

服铁螯合剂,地拉罗司在全球范围内引起了广泛关注。三齿状铁螯合剂地拉罗司是一种广泛应用于铁超载疾病的口服药物,特别是能在慢性输血患者中使用。铁在人体内是促进红细胞生成和调节多种酶活性的重要微量元素,但当体内的铁储存超过正常水平时,将会对器官和组织造成严重损伤。地拉罗司作为一种选择性铁螯合剂,通过与体内多余的铁结合,帮助排除过量铁,降低与铁相关的健康风险。地拉罗司的药理作用机制主要基于其在体内与游离铁离子形成稳定的复合物。该药物的三齿状结构使其能够有效地包裹三价铁离子,形成水溶性螯合物,从而增加铁的排泄,并减少铁的吸收。这种机制不仅有助于降低血液中铁的浓度,还有助于减少铁在体内的沉积,从而保护肝脏、心脏和内分泌腺等重要器官,降低因铁超载引起的器官损伤风险。此外,因为其口服给药的方便性,患者的依从性相对较高,进一步增强了其在慢性病管理中的应用潜力。尽管地拉罗司在控制铁负荷方面取得了良好的效果,但仍需关注其安全性和潜在的副作用。常见的不良反应包括胃肠道症状如腹泻、恶心和呕吐,部分患者可能出现肝酶升高或皮疹。在罕见情况下,可能出现严重的肾功能异常或眼部损伤。因此,在治疗过程中,定期监测肝功能、肾功能及眼底变化是必不可少的,以确保患者的安全。

在未来,伴随着个体化医疗的迅猛发展,地拉罗司可能会与基因治疗、干细胞移植等先进技术相结合,为患者提供更加全面和高效的治疗选择。个体化剂量调整、药物相互作用的深入研究将使这种药物的使用更加安全合理,从而提高患者生活质量。

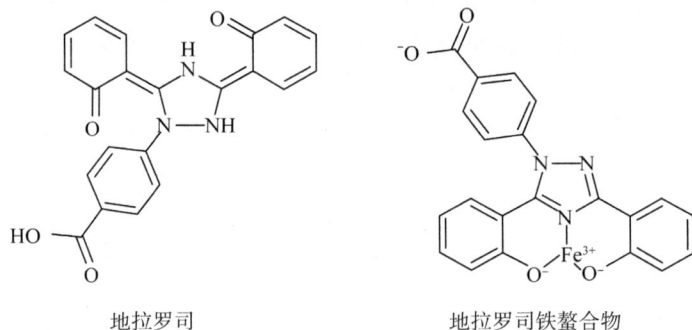

地拉罗司　　　　　　　　　　地拉罗司铁螯合物

图 4-7　地拉罗司及其铁螯合物的结构式

4.5　钴类药物

钴(Cobalt,Co),作为化学周期表中的第 27 号元素,它在自然界与人类健康的维护中占据着不可或缺的地位。尽管在人体内的含量极其微量,钴却是维持生命活动至关重要的微量元素之一。其重要性尤其体现在与维生素 B_{12}(钴胺素)的紧密联系上,维生素 B_{12} 不仅是 DNA 合成与修复过程中的关键角色,还深刻影响着脂肪酸代谢、能量产生与调控等生命活动的核心过程。在医学领域,钴元素的独特生物学特性被充分用于维生素类药物的研发与生产,特别是维生素 B_{12} 的四种核心形式——氰钴胺、羟钴胺、甲钴胺及腺苷钴胺(如图 4-8 所示),它们各自拥有独特的适应证与禁忌(如表 4-3 所示),为治疗多种疾病提供了有力支持。这些形态或以单独的片剂形式存在,如维生素 B$_{12}$ 片、腺苷钴胺片、甲钴胺片,也常以复合维生素片的形式协同工作,共同促进人体健康。此外,随着医疗技术的进步,盐酸羟钴胺注射液等创新剂型的问世更是为特定患者群体带来了更为便捷、高效的给药选择,不仅提升了治疗效果,也进一步拓宽了钴元素在医疗实践中的应用领域,展现了其在促进人类健康方面的无限潜力。

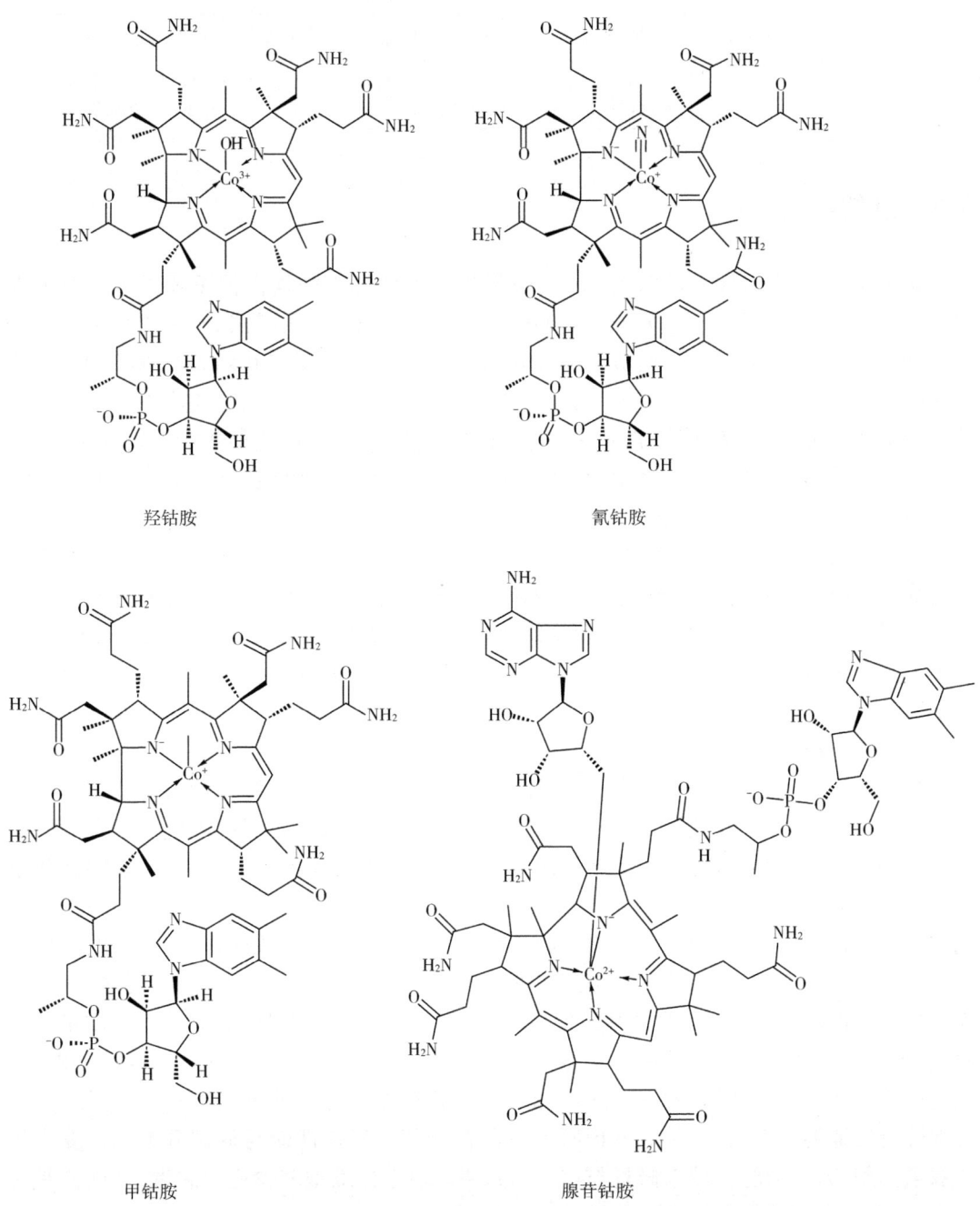

羟钴胺　　　　　　　　　　　氰钴胺

甲钴胺　　　　　　　　　　　腺苷钴胺

图 4-8　氰钴胺、羟钴胺、甲钴胺及腺苷钴胺的结构式

表 4-3　钴胺素类的适应证及禁忌范围

名称	英文名	适应证及禁忌
氰钴胺	Cyanocobalamin	多用于维生素 B_{12} 的日常补充,需在体内转化为甲钴胺和腺苷钴胺后起效;性质稳定,价格低廉
羟钴胺	Hydroxocobalamin	维生素 B_{12} 的天然形式;最初在美国食品药品管理局被批准为氰化物中毒的解毒剂,于 1985 年被批准为孤儿药;在国内关注较少
甲钴胺	Methylcobalamin	内源性维生素 B_{12},对神经组织有更好的传递性,更易进入神经细胞
腺苷钴胺	Cobamamide	国际上用作生化试剂盒试验试剂,目前只有中国药典把它收载为药品;适应证与氰钴胺、甲钴胺类似,主要用于巨幼红细胞性贫血、营养不良性贫血等

4.6　铜类药物

铜(Copper,Cu),原子序数为 29,在自然界及人体健康中均占据重要地位。作为人体必需的微量元素,铜不仅作为催化辅助因子和结构蛋白质的关键成分,还深度参与细胞的多种生物过程,包括酶活性调节、氧气的高效运输以及细胞信号转导。其独特的氧化还原活性,使得铜能够在 Cu^+ 与 Cu^{2+} 两种价态间灵活转换,这一特性使其成为众多酶不可或缺的组成部分,驱动着生命体内一系列的化学反应。然而,铜能催化产生自由基,自由基会损害脂质、蛋白质、DNA 和其他生物分子。尽管如此,铜的潜力远不止于此。早在 1912 年,德国便开创性地利用铜氯化物与卵磷脂的混合物治疗面部癌患者,这一里程碑式的成功不仅揭示了铜化合物在抗癌领域的初步潜力,也激发了科学家们对铜基药物研发的浓厚兴趣。随着研究的深入,基于铜配合物独特性质和抗癌机制的认知不断加深,科学家们正积极投身于新型铜配合物药物的研发之中。这些创新药物在抗肿瘤、抗菌、抗炎等多个医疗领域展现出广阔的应用前景,部分药物如叶绿素铜钠和二乙基二硫代氨基甲酸铜及其复合物,更是已经迈入了临床试验阶段,预示着铜基药物在未来医疗实践中将发挥更加重要的作用。

叶绿素铜钠(图 4-9),亦名叶绿酸铜钠,为自然界的叶绿素经转化而得的金属卟啉复合物,以其纯天然的色泽魅力,广泛应用于食品工业中作为安全可靠的着色剂与食品添加剂,其更是在医药领域展现出多重药理效应。首先其具有强大的抗氧化能力,能够有效中和体内自由基,抵御氧化应激对细胞的侵袭。此外,叶绿素铜钠还具备显著的解毒功能,能与多种有害物质结合,形成稳定络合物,促进排出体外,为机体筑起一道坚实的防护屏障。在营养健康方面,叶绿素铜钠中蕴含的铜元素作为血红蛋白合成的关键元素之一,积极促进铁质的吸收与利用,助力血红蛋白的生成,有效改善贫血状况,提升血液质量。同时,它还能微妙地调节机体的免疫功能,激发免疫细胞的活力,增强机体抵御疾病的能力。尤为值得一提的是,叶绿素铜钠片或叶绿素铜钠胶囊作为专业处方药,被广泛应用于急、慢性肝炎的辅助治疗之中,其保肝护肝的机制在于其抗氧化性能与促进肝细胞修复再生的双重作用,为受损肝脏带来修复与重生的希望。对于白细胞减少症的患者,其同样具有一定的疗效,它能够提升白细胞数量,增强机体免疫力。

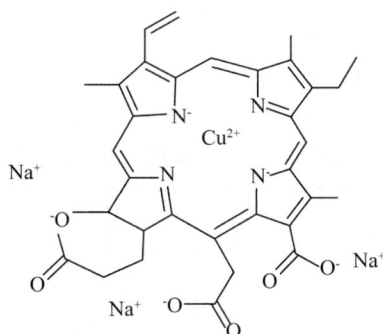

图 4-9　叶绿素铜钠的结构式

对于二乙基二硫代氨基甲酸铜[Cu(DTC)$_2$，如图 4-10 所示]及其类似化合物，其研发历程可追溯至科学探索的早期阶段，特别是在化学与医药领域，这些化合物在有机杀菌剂与抗癌药物的研发中占据了举足轻重的地位。二乙基二硫代氨基甲酸酯(DTC)，作为双硫仑(DSF)的活性代谢形式，展现出了独特的生物化学特性，当与铜离子结合时，其抗癌效能得到了显著提升，这一发现为癌症治疗开辟了新的途径。

DSF 与铜的协同作用，不是简单的物理结合，而是激发了深远的生物学效应——诱导所谓的"铜死亡"机制。这一机制通过显著提高肿瘤细胞内，特别是线粒体中的铜离子浓度，打破细胞内金属稳态，触发一系列复杂的生物化学反应，最终导致肿瘤细胞的凋亡或坏死。这一过程不仅揭示了铜离子在细胞命运调控中的重要作用，也为抗癌药物的研发提供了新的策略。近年来，随着分子生物学与细胞生物学技术的飞速发展，科学家们对铜死亡机制的理解日益深入，Cu(DTC)$_2$ 等铜配合物药物在抗癌领域的应用前景愈发广阔。研究表明，Cu(DTC)$_2$ 能够精准地靶向肿瘤细胞，通过诱导铜死亡机制，有效抑制肿瘤的生长与扩散，同时展现出对正常细胞相对较低的毒性，这一特性使得它在癌症治疗中具备潜在的优势。此外，Cu(DTC)$_2$ 及其类似物的研究还促进了跨学科的融合，包括化学、生物学、医学等多个领域，共同致力于探索这些化合物在癌症治疗中的最佳应用方式。通过不断优化化合物结构、提高靶向性、降低副作用，科学家们正逐步揭开 Cu(DTC)$_2$ 抗癌作用的神秘面纱，为癌症患者带来新的希望与曙光。

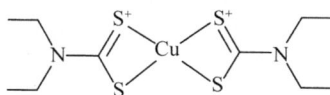

图 4-10　二乙基二硫代氨基甲酸铜的结构式

4.7　锌类药物

锌(Zinc，Zn)，原子序数为 30，居于化学元素周期表的第 4 周期第ⅡB族。锌的重要性同样不容忽视，它不仅是人体必需的微量元素，更是维护健康、促进疾病恢复的关键因子。在医药应用中，锌展现了其广泛的生理功能和药理活性。首先，锌是多种酶的重要组成部分,这些酶参与体内多种生化反应,包括 DNA 修复、蛋白质合成以及细胞分裂等,对于维持细胞正常功能和组织稳态至关重要。因此,锌的适量补充有助于增强机体抵抗力,促进伤口愈合,加速疾病康复。此外,锌在免疫系统中的作用尤为突出。它能够促进免疫细胞的增殖和分化,提高免疫细胞的活性,从而增强机体的免疫功能。这对于预防和治疗感染性疾病、自身免疫性疾病以及肿瘤等具有重要意义。临床研究表明,锌的补充能够显著降低呼吸道感染的发病率,提高疫苗接种的免疫效果,增强机体对抗病原体的能力。锌还对儿童生长发育具有重要影响。作为多种生长激素和酶的辅助因子,锌的充足摄入有助于促进儿童骨骼、肌肉和神经系统的正常发育。同时,锌还参与维持儿童的味觉和嗅觉功能,对于改善儿童食欲、促进营养吸收也具有积极作用。

在医药领域,锌还以多种形式应用于临床治疗。例如,外用锌制剂可用于治疗皮肤炎症、溃疡等皮肤问题;口服锌补充剂则广泛用于预防和治疗锌缺乏症、提高机体免疫力以及促进儿童生长发育等方面。表 4-4 列出了市面上的外用及口服锌制剂的种类。锌制剂近年来在治疗肝豆状核变性(WD)方面逐渐受到重视。口服锌剂能促进肠黏膜细胞内金属硫蛋白(MT)的合成,这种蛋白对铜的亲和力大于锌,从而阻止外源铜的吸收,并与内源铜结合排出体外,起到排铜作用。常用的口服锌剂包括硫酸锌、醋酸锌、甘草锌、葡萄糖酸锌等。锌剂具有毒性低、价廉等优点,患者经长期服用后均能获得临床症状的改善。

表 4-4 外用及口服锌制剂种类

类型	种类
外用锌制剂	氧化锌软膏、氧化锌油剂、锌硼糊剂、葡萄糖酸锌外用制剂、医用硫酸锌外用制剂
口服锌制剂	葡萄糖酸锌颗粒/咀嚼片/口服液、甘草锌胶囊/颗粒、赖氨葡锌颗粒/片、硫酸锌口服溶液/糖浆、锌硒宝片、枸橼酸锌片

近年来,锌配合物在抗肿瘤、抗溃疡及特定疾病治疗方面展现出了不凡的潜力。这一热潮的兴起,可追溯至 1969 年 Rosenberg 与 VanCamp 的重大发现——金属配合物顺铂展现出抗肿瘤活性,这一发现极大地推动了金属配位聚合物在抗肿瘤药物设计、合成与筛选中的蓬勃发展。然而,传统如顺铂等金属配合物亦面临抗肿瘤谱系有限、毒性偏高及耐药性问题显著的挑战。在此背景下,锌作为人体不可或缺的微量元素,因其丰富的生理功能和相对较低的毒性,成为研究者探索抗肿瘤新策略的焦点。尽管尚处于初步阶段,目前已有少数锌配合物如 L-肌肽锌、CGP55847 以及 Photocyanine(商品名:光菁、舒他兰锌,亦称福大赛因)进入临床研究。

L-肌肽锌(亦称聚普瑞锌,如图 4-11 所示),这款由锌与 L-肌肽结合的创新药物,不仅标志着锌元素应用形式的新突破,更是首个以口服方式有效发挥锌关键作用的创新药物。自 1994 年起,聚普瑞锌在日本便获得了广泛应用,其独特之处在于能够精准黏附于溃疡性病变部位,释放 L-肌肽与锌,促进溃疡愈合。更为难得的是,该药物还具备抑制幽门螺杆菌生长的功能,且临床疗效显著,无严重副作用,为抗溃疡治疗提供了新的选择。此外,L-肌肽锌还通过抗氧化膜稳定、细胞保护及增强黏膜防御机制等多重途径,有效维护胃黏膜的稳态,加速受损组织的修复过程,进一步巩固其在胃肠道健康维护中的重要地位。

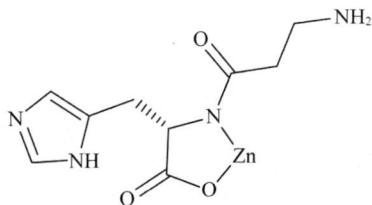

图 4-11 L-肌肽锌的结构式

CGP55847(图 4-12)是未取代的酞菁锌(ZnPc),由棕榈酰-油酰-磷脂酰胆碱和二油酰磷脂酰丝氨酸组成的脂质体配制而成。这是首个进入临床试验阶段(Ⅰ期)的酞菁,可用于上消化道早期癌症的局部放疗。然而其临床Ⅰ期试验已宣告终止。

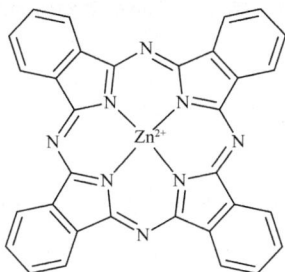

图 4-12 CGP55847 的结构式

舒他兰锌(商品名:福大赛因)是一种两亲性光敏剂,化学全称为二-(磺酸钾)-二邻苯二甲酰亚胺甲基酞菁锌($ZnPcS_2P_2$),其中 S 与 P 分别标识磺酸盐基团与邻苯二甲酰亚胺甲基。它是 4 个顺式异构体组成的取代的酞菁化合物的混合物。2008 年,舒他兰锌开始进入Ⅰ期临床试验,并获得了国家食品药品监督管理总局的批准。目前,舒他兰锌正稳步推进至Ⅱ期临床试验阶段。然而,值得注意的是,舒他兰锌分子结构的复杂性体现在其丰富的异构体上,具体包括五种 SPSP 型(相反形式)异构体与十种 SSPP 型(相邻形式)异构体,这些异构体的存在对于药物纯度的控制及质量标准的制定而言是一种严峻挑战。为了克服这一难题,科学家们通过采用反相 C_{18} 柱,经过反复进样成功分离得到 FD-1、FD-2、FD-3、FD-4(如图 4-13 所示)四个非常相近的异构体。这为舒他兰锌药物质量标准的完善提供了坚实的实验依据。

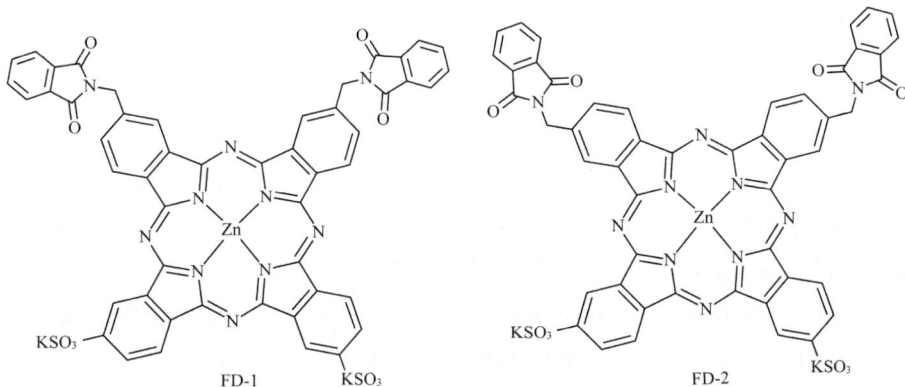

FD-1   FD-2

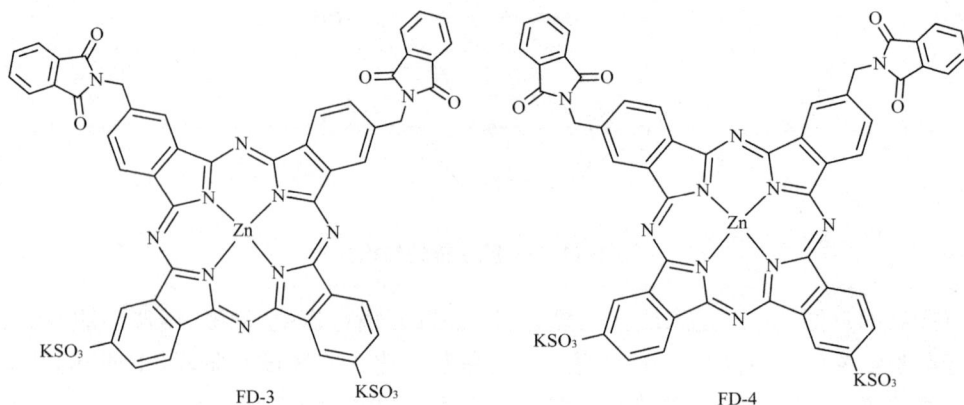

图 4-13　舒他兰锌四个异构体的结构式

参考文献

[1] 杨晓改，杨晓达，王夔. 钒化合物生物效应的化学基础和药用前景：金属药物研究的化学问题[J]. 化学进展，2002，14(4)：279-286.

[2] 张素胤，朱自平，吕腓理，等. 过渡金属络合物的合成及抗肿瘤作用研究 第ⅣB族化合物的抑瘤试验[J]. 中国药学杂志，1981，16(3)：57.

[3] 李景漪. 钛配合物作为抗癌药的研究进展[J]. 国外医药：合成药、生化药、制剂分册，1990，11(1)：7-10.

[4] 王鹏，赵添堃，姬明宇，等. 具抗癌活性的茂环及 β-二酮钛、锆和铪配合物的研究进展[J]. 化学通报，2021，84(11)：1163-1172.

[5] Jiang Z, Shao J W, Yang T T, et al. Pharmaceutical development, composition and quantitative analysis of phthalocyanine as the photosensitizer for cancer photodynamic therapy[J]. Journal of Pharmaceutical and Biomedical Analysis, 2014, 87：98-104.

[6] Leon I, Cadavid-Vargas J, Di Virgilio A, et al. Vanadium, ruthenium and copper compounds：A new class of nonplatinum metallodrugs with anticancer activity[J]. Current Medicinal Chemistry, 2017, 24(2)：112-148.

[7] Skoupilova H, Hrstka R, Bartosik M. Titanocenes as anticancer agents：Recent insights[J]. Medicinal Chemistry, 2017, 13(4)：334-344.

[8] Singh A P, Roy S, Maurya I C. Vanadium complexes：Potential candidates for therapeutic applications[J]. Transition Metal Chemistry, 2024, 49(2)：101-119.

[9] Ali B, Iqbal D M A. Coordination complexes of manganese and their biomedical applications[J]. Chemistry Select, 2017, 2(4)：1586-1604.

[10] Kumar S, Kumari S, Karan R, et al. Anticancer perspectives of vanadium complexes[J]. Inorganic Chemistry Communications, 2024, 161：112014.

［11］Abdolmaleki S，Aliabadi A，Khaksar S. Bridging the gap between theory andtreatment：Transition metal complexes as successful candidates in medicine［J］. Coordination Chemistry Reviews，2025，531：216477.

第 5 章

第二和第三过渡金属药物

5.1 铂系金属药物

第二和第三过渡金属药物主要包括铂系和非铂系金属药物,这些药物在癌症治疗中发挥着重要作用。铂系金属(Platinum Group Metals)包括铂(Platinum,Pt)、钯(Palladium,Pd)、铑(Rhodium,Rh)、钌(Ruthenium,Ru)、铱(Iridium,Ir)和锇(Osmium,Os)六种过渡金属元素,其中最重要的是铂类药物,如顺铂(Cisplatin)、卡铂(Carboplatin)和奥沙利铂(Oxaliplatin),是最早被广泛应用于临床的金属药物之一。它们通过与DNA结合,形成DNA交联,从而阻止癌细胞的分裂和增殖。顺铂自20世纪70年代以来就被用于治疗多种类型的癌症,包括睾丸癌、卵巢癌和肺癌等。尽管铂系药物在治疗效果上取得了显著成效,但其使用也伴随着一些副作用,如肾毒性、神经毒性和耐药性等问题。

为了克服铂系药物的局限性,研究者们开始探索非铂系金属药物的潜力。非铂系金属药物包括钇(Yttrium,Y)、锆(Zirconium,Zr)、钼(Molybdenum,Mo)、金(Aurum,Au)、银(Silver,Ag)等的金属化合物,它们在抗癌机制上与铂系药物有所不同。下文将具体分析各种金属药物。

5.1.1 铂类药物

自1978年顺铂作为第一代铂类药物在美国上市以来,铂类药物已经成为临床上使用最广泛的化疗药物之一,广泛应用于肺癌、卵巢癌、膀胱癌等多种恶性肿瘤的治疗。金属铂药物在抗癌治疗中的成功应用为进一步开发高效、低毒的抗癌药物提供了宝贵的经验和启示。表5-1为临床上多种铂药的结构式和临床应用情况。

表 5-1 临床常见的铂药的结构式和应用信息

药物名称	治疗疾病	作用机制	常见副作用	药物耐药性
顺铂,Cisplatin	睾丸癌、卵巢癌、肺癌等	与DNA结合形成交联,阻碍DNA复制和转录	肾毒性、耳毒性、恶心呕吐	DNA修复增加、细胞外排泵活性增加
卡铂,Carboplatin	卵巢癌、非小细胞肺癌等	类似于顺铂,但毒性较低	骨髓抑制、恶心呕吐,较低的肾毒性和神经毒性	类似顺铂,DNA修复和外排泵活性增加
奈达铂,Nedaplatin	头颈癌、食管癌等	与DNA结合形成交联,阻碍DNA复制和转录	骨髓抑制、肾毒性	顺铂耐药的患者可从奈达铂治疗中获益

续表

药物名称	治疗疾病	作用机制	常见副作用	药物耐药性
奥沙利铂，Oxaliplatin	结直肠癌	与 DNA 结合形成交联，阻碍 DNA 复制和转录	外周神经病变、恶心呕吐	对顺铂和卡铂产生耐药的结直肠癌中有效
洛铂，Lobaplatin	卵巢癌、非小细胞肺癌、乳腺癌等	与 DNA 结合形成交联，诱导细胞凋亡，调控 C－mye 的表达	血液毒性、恶心呕吐	DNA 修复机制增强

这些铂药通过不同的途径与 DNA 相互作用，形成稳定的 DNA-药物复合物，从而阻碍癌细胞的增殖和存活。具体而言，这些药物能够与 DNA 的鸟嘌呤配位，抑制 DNA 的复制和转录过程，最终导致癌细胞的凋亡。然而，尽管铂药在抗癌治疗中展现了显著的疗效，其应用也不可避免地伴随着各种副作用。例如，顺铂和其衍生物常引发严重的肾毒性、耳毒性、神经毒性以及胃肠道不适，这些副作用极大地限制了其临床使用和患者的耐受性。

针对这些挑战，科学界正在不断探索新的策略，旨在开发更有效且副作用更小的铂药。研究方向包括以下几个方面：

（1）新型铂药。通过改进分子结构，开发具有更高选择性和更低毒性的铂药物，以便更有效地靶向癌细胞，同时减少对正常细胞的损害。例如四价铂药，无毒的四价铂药在体内缓慢释放成二价铂药，可以降低用药初期铂药的毒性。

（2）联合用药。将铂药与其他类型的抗癌药物联合使用，形成综合治疗方案，以提高疗效并降低单药治疗的副作用。例如，将铂药与免疫检查点抑制剂或 PARP 抑制剂联合使用，可以增强抗肿瘤免疫反应或阻断癌细胞的 DNA 修复能力，从而提高治疗效果。

（3）纳米载药靶向系统。利用纳米技术开发智能载药系统，以实现铂药的精准递送，增加药物在肿瘤部位的积聚，同时减少对正常组织的毒性。纳米载药系统不仅可以提高药物的生物利用度，还能通过控制药物释放速率，延长药物的有效作用时间。

总之，尽管铂类药物在癌症治疗中面临诸多挑战，但科学家们通过多种创新策略，不断优化和改进这些药物的疗效和安全性。未来，随着新型铂药物和综合治疗方案的不断涌现，铂类药物在临床应用中的前景将更加广阔。

5.1.2　钌类药物

钌（Ruthenium，Ru）也是铂系金属之一，位于元素周期表的第 5 周期的Ⅷ族，原子序数为 44。钌基药物是指以钌为金属中心的配合物，通过钌的独特化学性质，在抗癌治疗中表现出显著的效果。与铂药相比，钌基药物在作用机制和生物相容性方面具有显著优势，能够更有效地靶向癌细胞，同时减少对正常细胞的损害。在临床试验中，主要的钌基药物有 NAMI-A、KP1019 和 TLD-1433。NAMI-A$\{$ImH$[$trans-RuCl$_4$(DMSO)(Im)$]$，

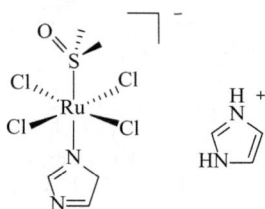

图 5-1　NAMI-A 的结构式

如图 5-1）由意大利 Trieste 大学的研究团队开发，NAMI-A 主要通过抑制癌细胞的转移而发挥作用，而非直接杀死癌细胞。它能够干扰癌细胞的细胞骨架，影响细胞迁移和侵袭能力，同时通过与细胞外基质的相互作用，干扰细胞外基质的重塑过程，抑制新血管形成，从而抑制肿瘤的转移和生长。NAMI-A 也可能通过调节免疫反应，增强对癌细胞的识别和攻击。主要用于治疗具有高转移风险的肿瘤，如肺癌、乳腺癌和黑色素瘤。已在I期和II期临床试验中展示了良好的耐受性和初步的抗转移效果。但在临床III期试验中发现效果不佳，没有后续的进展。

KP1019（图 5-2）是由奥地利的研究团队在 20 世纪末开发，旨在寻找具有更高效和更低毒性的替代铂基抗癌药物。KP1019 通过与 DNA 结合形成交联，阻碍 DNA 复制和转录，诱导癌细胞凋亡。除了直接作用于 DNA，KP1019 还可能通过产生活性氧和干扰细胞信号传导途径发挥其抗癌作用。该药物主要用于治疗多种实体瘤，包括结肠癌、胃癌、肝癌和卵巢癌。在Ⅰ期和Ⅱ期临床试验中，KP1019 展示了良好的耐受性和初步的抗肿瘤活性。但其低溶解性限制了对它的进一步研究。

钌配合物除了上述研究化疗外，由于配位饱和的钌配合物具有良好的光物理和化学性质，近年还被广泛研究用于光动力治疗（Photodynamic Therapy，PDT）。TLD-1433（图 5-3）是一种由 Theralase Technologies Inc. 开发的新型钌基光敏剂，旨在通过光激活产生活性氧，选择性杀伤癌细胞。TLD-1433 经过多年的研究和临床前试验，展示了其有效性和安全性。其特定设计的配体结构提高了其光敏特性和生物环境中的稳定性。在光动力疗法中，TLD-1433 作为光敏剂，在特定波长的光激发下，进入激发态并生成单线态氧和其他活性氧物种，这些活性氧物种能够氧化 DNA、蛋白质和脂质，导致细胞损伤和凋亡，从

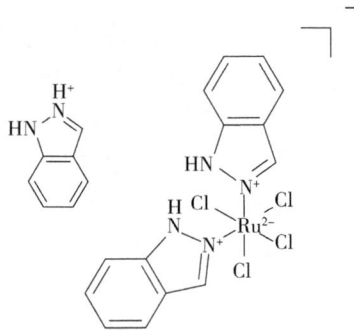

图 5-2　KP1019 的结构式

而杀伤癌细胞。通过控制光的照射范围和时间，TLD-1433 可以实现对肿瘤部位的选择性治疗，减少对周围健康组织的损害。TLD-1433 主要用于治疗非肌层浸润性膀胱癌，已在Ⅰ期和Ⅱ期临床试验中显示出良好的耐受性和初步疗效。由于其选择性光激活机制，TLD-1433 的治疗过程更加精确和安全，常见副作用包括轻度至中度的疼痛、发红和肿胀，通过合理的光剂量控制和支持性护理，可以有效管理这些副作用。TLD-1433 的独特作用机制使其对传统化疗药物耐药性影响较小，且其与其他治疗方法（如手术、化疗和免疫疗法）的联合使用，能够增强整体治疗效果并延缓耐药性的产生。未来，TLD-1433 有望成为一种重要的光动力疗法药物，特别是在对现有治疗方法耐药或不耐受的患者中发挥关键作用。

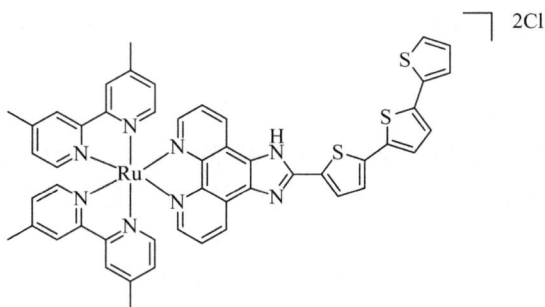

图 5-3 TLD-1433 的结构式

5.1.3 锇类药物

锇基化合物因其独特的电子结构和多样的化学配位,展示出良好的抗癌前景。经过一系列的实验室研究和临床前试验,几种锇化合物被发现具有显著的抗肿瘤活性,并正在推进临床研究。类似于铂药,锇化合物也具有与 DNA 结合并干扰其复制的能力。这使得锇化合物在体外实验中显示出对一些癌细胞的毒性。Peter J. Sadler 教授团队已证明,有机锇 FY26(图 5-4)化合物能对癌细胞的薄弱环节进行定位并进行攻击,从而杀死癌细胞。这是自现有的抗癌药物顺铂以来,发现的第一个用于抗癌的锇化合物,其抗癌活性是顺铂的 50 倍。利用欧洲同步辐射装置,研究人员分析了 FY26 对卵巢癌细胞的作用,通过检测 X 射线荧光追踪细胞内化合物的位置,可以看到一个前所未有的微小细节水平,如线粒体。在癌细胞中,线粒体 DNA 中存在错位和突变,使它们变得很弱,容易受到攻击。FY26 定位于线粒体的薄弱点——从内部攻击和破坏癌细胞。研究人员也能看到细胞内的金属元素,如锌和钙在细胞周围移动。众所周知,钙对细胞的功能有着重要影响,并认为钙有助于 FY26 作用到肿瘤最佳位置并对肿瘤进行攻击。相比于顺铂,FY26 还显示对正常细胞和癌细胞有更高的选择性。这项研究可能会促使新的癌症治疗药物应用于临床,这种高抗癌效率、低毒副性的金属新药正是临床所需。

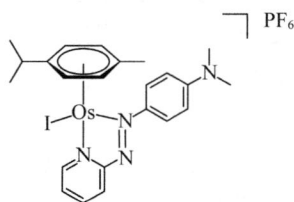

图 5-4 FY26 的结构式

5.1.4 钯类药物

钯(Palladium,Pd)作为一种极好的催化剂,能够加速许多化学反应,尤其是碳-碳键的形成,使其在合成复杂有机分子中具有较高价值。在医药领域,钯化合物通常表现出良好的生物相容性,使其成为药物和治疗剂的重要成分。帕利泊芬(TOOKAD-soluble,又名 Padeliporfin)是一种钯光敏剂（图 5-5），即钯（Ⅱ）-磺化卟啉的水溶性配合物，具有良好的溶解性和稳定性。

在治疗过程中，TOOKAD-soluble 注射进入体内后主要积聚在肿瘤组织中，通过近红外光照射激活，生成单线态氧和其他活性氧物种，这些活性氧能够迅速与周围的生物分子反应，导致细胞膜破坏和细胞死亡。此外，活性氧还可以破坏肿瘤的血管系统，导致血流停止，进一步抑制肿瘤的生长和扩散。这种双重作用机制提高了治疗的有效性。

TOOKAD-soluble 主要用于治疗早期前列腺癌，尤其适用于不适合传统治疗（如手术或放疗）的患者。其优势在于微创、恢复快和特异性高。由于特定的光靶向辐照，TOOKAD-soluble 主要作用于肿瘤部位，对周围正常组织的影响较小。主要副作用与光动力疗法相关，包括治疗区域的疼痛、炎症和水肿，通常是局部和暂时性的。患者在治疗后需要避免阳光直射，以防止皮肤光敏反应。作为一种光动力药物，TOOKAD-soluble 在前列腺癌治疗中展示了显著的疗效和较低的副作用，未来可能在其他类型的癌症治疗中展现更广泛的应用前景。

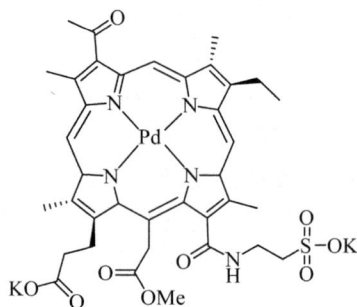

图 5-5　帕利泊芬（TOOKAD-soluble）的结构式

5.1.5　铑类药物

铑是一种稀有且贵重的过渡金属，原子序数为 45。其名字来源于希腊语"rhodon"，意为玫瑰色，反映了其盐类化合物的玫瑰红色特性。随着对金属药物的研究不断深入，铑的独特化学性质也引起了科学界对其在药物开发和生物医学中的潜在应用的兴趣。

铑化合物在抗癌治疗中的研究主要集中在其与 DNA 的相互作用以及催化活性上。铑配合物能够与癌细胞内的 DNA 形成稳定的交联，从而阻断 DNA 复制和转录过程，最终导致癌细胞的凋亡。例如，铑配合物（图 5-6）能够与双螺旋结构的 DNA 结合，破坏其功能，这种特性类似于铂药，但铑配合物可能具有更高的选择性和更低的毒性。此外，铑的独特催化特性也可以用于激活某些前体药物，使其在肿瘤部位特异性地发挥作用，这种方式可以最大程度地减少对健康组织的损害。

此外，铑的光学和磁学特性使其在分子成像和诊断中具有潜在的应用。铑配合物可以作为对比剂或探针，用于增强影像的清晰度或检测特定的生物分子。例如，铑配合物可以与特定的生物分子结合，从而在磁共振成像（MRI）或其他成像技术中提供更清晰的图像，有助于早期诊断和治疗。

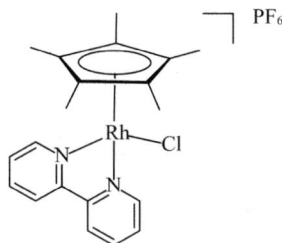

图 5-6　铑配合物的结构式

5.1.6　铱类药物

铱是一种稀有且密度极高的过渡金属,属于铂系金属,在元素周期表中位于第Ⅷ族,原子序数为 77。铱以其极高的抗腐蚀性和化学惰性著称,是已知最耐腐蚀的元素之一。在抗癌药物开发领域,铱化合物因其光物理和光化学特性而在光动力疗法中表现出显著的潜力,通过特定波长的光激发后产生活性氧物种,从而诱导癌细胞的损伤和死亡。以下是几种具有代表性的铱光敏剂及其应用前景。

Ir-NB(图 5-7)是一种新型铱光敏剂,它在吸收特定波长的光后,能够进入激发态并产生活性氧物种(如单线态氧)。这些活性氧是强氧化剂,能够与蛋白质、脂质和核酸等生物分子反应,引起癌细胞的损伤和凋亡。Ir-NB 的光敏特性使其在特定区域内发挥作用,从而减少对周围健康组织的损害。通过偶联生物素 Biotin,Ir-NB 提高了对癌细胞的靶向性,使其更容易在癌细胞中积累。虽然 Ir-NB 目前主要处于临床前研究阶段,但其在体外和体内试验中的表现引起了广泛关注。

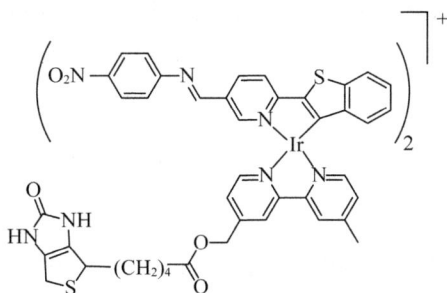

图 5-7　Ir-NB 的结构式

Ir-HSA(图 5-8)是另一种铱光敏剂,由铱配合物与人血清白蛋白(HSA)结合而成。HSA 是血液中的主要蛋白质之一,具有良好的生物相容性和长循环半衰期。Ir-HSA 利用其光敏特性,在特定波长的光照下产生活性氧物种,从而杀死癌细胞。由于与 HSA 结合,Ir-HSA 具有更好的生物相容性和稳定性。HSA 使其能够靶向肿瘤部位,增加药物在肿瘤组织中的积累,从而提高治疗效果。Ir-HSA 在光动力疗法中展示了优势,特别是在肿瘤部位选择性杀死癌细胞方面表现突出。目前,Ir-HSA 主要处于临床前研究阶段,其在优化光物理特性和评估体内药代动力学等方面的研究正在进行。

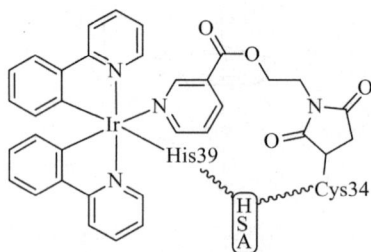

图 5-8　Ir-HSA 的结构式

5.2　非铂系金属药物

在第二和第三过渡金属中，非铂系金属包括钇（Yttrium，Y）、锆（Zirconium，Zr）、钼（Molybdenum，Mo）、金（Aurum，Au）、银（Silver，Ag）等。非铂系金属药物的开发也成为抗癌研究的热点，许多研究者正在探索其在靶向治疗、放疗、药物传递中的潜力。

5.2.1　钇类药物

钇，化学符号为 Y，原子序数为 39，是一种银灰色的稀土金属，广泛存在于地壳中。钇的化学性质与碱土金属相似，具有较高的反应活性，易与氧气、水和酸反应。尽管钇本身不是治疗疾病的直接药物，但在医药领域有着重要的应用，特别是在放射治疗和影像诊断中。钇-90（^{90}Yttrium）微球是一种常用于治疗肝癌的放射性同位素技术，尤其适用于无法手术切除的原发性肝癌或转移性肝肿瘤。钇-90 微球通过导管注入肝动脉，嵌入肿瘤微血管中，释放出 β 射线进行局部高剂量辐射治疗。这种治疗方法能够有效破坏肿瘤，同时对正常组织的损伤较小。金属钇的临床应用将在第 6 章详细介绍。

5.2.2　锆类药物

锆在元素周期表中原子序数为 40。锆的特性包括高耐腐蚀性、高熔点以及对中子辐射的低吸收截面，这些特性使其在多个领域具有广泛应用。尤其在核工业中，锆被用作反应堆燃料棒包壳材料，因为其低中子吸收特性可以有效减小对反应堆效率的影响。

在医药领域，锆的一种重要应用是作为治疗高钾血症的药物，环硅酸锆钠［Sodium Zirconium Cyclosilicate，商品名为利倍卓（Lokelma）］是一种新型口服降钾药物，用于治疗成人高钾血症。它通过一种创新的钾离子捕获机制，迅速降低并长期维持血钾水平稳定。高钾血症是指血清钾浓度异常升高的情况，常见于慢性肾病患者。环硅酸锆钠是一种不溶于水且不可吸收的无机化合物，其作用机制是通过在肠道中与钾离子交换结合，降低血清钾水平。

在治疗高钾血症方面，环硅酸锆钠提供了新的治疗选择，特别是对于那些正在服用可能引起高钾血症药物［如 RAAS（肾素-血管紧张素-醛固酮系统）抑制剂］的患者来说，是一个重要的选择。此外，它也被视为优化 CKD（慢性肾脏病）患者中 RAAS 抑制剂使用的方案，使患者能够持续获得治疗的益处。其独特的离子交换机制是，通过在肠道内与钾离子进行交换,将钾离子从肠道内容物中移除,最终通过粪便排出体外,避免了钾离子进入血液循环系统,从而降低高钾血症的风险。

环硅酸锆钠以不溶于水、不被人体吸收的钾离子结合剂形式存在,具有微孔立方晶体结构,能够选择性地与钾离子结合。其体积选择微孔结构内的离子阱孔径为 3 Å,专门捕获钾离子,从而有效降低血清钾浓度。研究显示,环硅酸锆钠能在服用后 1 h 内开始降低血钾水平,2.2 h 内达到正常血钾水平,48 h 内 98% 的患者血钾水平恢复正常。

在长期治疗中,环硅酸锆钠的耐受性良好,近九成患者能够维持正常的血清钾水平。该药物的不良反应主要包括轻中度的水肿、恶心、呕吐、腹泻、便秘、充血性心力衰竭和血压升高等,主要因其钠含量较高。因此,患者在使用该药物时需要调整饮食中的钠摄入量,并监测可能发生的水肿。此外,对于对该药物成分过敏的患者,应避免使用。环硅酸锆钠在降低血清钾的同时会排出钠,因此可能需要监测和管理钠水平。此外,由于其离子交换特性,环硅酸锆钠可能与其他药物发生相互作用,尤其是在肠道中吸收的药物,因此建议在服用环硅酸锆前后数小时内避免服用其他药物。

5.2.3　钼类药物

钼元素的原子序数为 42,钼的化学性质非常多样,其氧化态从 −2 到 +6 不等,能够形成多种配合物和催化剂。这种多样性使钼在生物系统中同样具有重要作用。钼是几种关键酶的活性中心元素,包括亚硫酸盐氧化酶、黄嘌呤氧化酶和醛氧化酶,这些酶在人体内的代谢过程中起到至关重要的作用。钼通常以钼辅酶的形式存在,参与氧化还原反应,维持正常的生物化学过程。

目前钼基药物的研究相对较少。然而,随着金属化合物在医学中的潜在应用逐渐受到重视,钼基化合物也引起了科学界的关注。在抗癌研究领域,一些钼配合物展示了潜在的抗癌活性。它们主要通过与细胞内的关键分子相互作用,诱导细胞凋亡或抑制细胞增殖。例如,某些钼(IV)和钼(VI)配合物被认为能够抑制癌细胞中的 DNA 复制和修复过程,从而发挥抗癌作用。尽管目前尚无钼基抗癌药物被广泛应用于临床,但相关研究仍在继续,未来可能会开发出新的治疗手段。

除了抗癌活性,钼配合物还显示出一定的抗菌活性。研究表明,钼基化合物能够抑制病原微生物的生长,可能是通过与其代谢过程中关键酶的结合,抑制其活性。这为钼在抗菌药物开发中的应用提供了潜在可能。此外,钼基配合物作为酶抑制剂的研究也在进行中。由于钼在生物体内酶的活性中心中扮演重要角色,这些化合物可以特异性地抑制某些酶的活性,从而影响特定的生物化学过程。例如,钼基化合物作为黄嘌呤氧化酶的抑制剂,可能用于治疗痛风等疾病。

钼在医学领域的应用不仅限于药物开发。在人体内,钼作为一种必需的微量元素,通常以钼辅酶的形式存在,对维持多种酶的正常功能至关重要。如果人体缺乏钼,会导致一些代谢紊乱,如痛风和神经系统问题。在这些情况下,临床治疗通常通过补充含钼的饮食或补充剂来解决。

5.2.4 金类药物

金作为自然界中少数以纯金属状态存在的元素之一,以其独特的物理和化学特性广为人知。

在医学领域,金化合物(表5-2)[如金诺芬(Ridaura)、金硫葡萄糖(Solganal)和硫代苹果酸金钠(Myocrisin)]被用于治疗炎症性关节炎,包括类风湿性关节炎和幼年关节炎。此外,金诺芬在癌症、寄生虫和微生物感染等不同疾病的治疗中也被利用。金还在化学催化中发挥重要作用,尤其在选择性氧化和还原反应中。

金纳米材料(AuNPs)因其独特的物理化学性质和生物相容性,在临床研究中展现出广泛的应用潜力。近年来,金纳米颗粒作为一种新兴的纳米药物载体和成像探针,受到越来越多的关注。它们在癌症治疗、药物递送、成像和诊断等领域的应用,正在推动医学研究的进步。

在癌症治疗方面,金纳米材料被广泛研究作为靶向药物递送系统。由于金纳米颗粒的表面可以通过化学修饰与药物分子结合,研究者们能够实现对肿瘤细胞的精准靶向。通过将抗癌药物负载在金纳米颗粒上,可以提高药物的生物利用度,减少对正常细胞的毒性。此外,金纳米颗粒在光热疗法中也显示出良好的应用前景。它们能够在近红外光照射下产生局部热量,从而有效杀死肿瘤细胞。

在成像和诊断方面,金纳米材料作为对比剂在医学成像中得到了广泛应用。金纳米颗粒具有优异的光学特性,能够增强X射线、CT和光学成像的对比度。这使得金纳米材料在早期癌症检测和监测中具有重要价值。此外,金纳米颗粒还可以作为生物标记物,用于细胞成像和生物分子检测,帮助研究者更好地理解疾病机制。

尽管金纳米材料在临床研究中展现出广泛的应用潜力,但仍面临一些挑战。首先,金纳米颗粒的合成和表面修饰方法需要进一步优化,以确保其在体内的稳定性和生物相容性。其次,金纳米材料的长期安全性和生物分布特性仍需深入研究,以评估其在临床应用中的风险。此外,金纳米材料的生产成本和规模化生产也是影响其临床应用的重要因素。

表5-2　金类药物结构式及临床应用情况

属性	金诺芬	金硫葡萄糖	硫代苹果酸金钠
化学名称	Triethylphosphine gold(I) 2,3,4,6-tetra-O-acetyl-1-thio-β-D-glucopyranoside	Gold thioglucose	Sodium aurothiomalate
化学式	$C_6H_{13}AuO_9PS$	$C_6H_{11}AuO_5S$	$C_4H_4AuNaO_4S$
结构式			

续表

属性	金诺芬	金硫葡萄糖	硫代苹果酸金钠
结构特性	含有一个金离子与三乙基磷和硫代葡萄糖结合	含有金与葡萄糖结合,具有硫代葡萄糖结构	含有金与硫代苹果酸结合
作用机制	抗炎、免疫调节,抑制单核细胞和巨噬细胞功能	抗炎、免疫调节,减少免疫复合物的形成和沉积	抗炎、免疫调节,减少免疫复合物形成
主要用途	治疗类风湿性关节炎	治疗类风湿性关节炎	治疗类风湿性关节炎
给药途径	口服	注射(皮下注射或肌肉注射)	注射(皮下注射或肌肉注射)
常见剂量	每日两次,每次 3 mg	通常为 10～50 mg(视病情而定)	通常为 10～50 mg(视病情而定)
副作用	胃肠道不适、皮疹、贫血、白细胞减少、转氨酶升高	皮肤反应、肾功能异常、口腔溃疡、金中毒	皮肤反应、肾功能异常、口腔溃疡、金中毒
禁忌证	对金制剂过敏、肝肾疾病、血液系统疾病	对金制剂过敏、肝肾疾病、血液系统疾病	对金制剂过敏、肝肾疾病、血液系统疾病
妊娠与哺乳	不建议使用	不建议使用	不建议使用
特殊注意事项	需监测血液和肝肾功能,避免与其他药物相互作用	需监测肝肾功能,长期使用可能引发金中毒	需监测肝肾功能,长期使用可能引发金中毒

5.2.5 银类药物

银位于元素周期表的第ⅠB族,原子序数为 47。银类药物在临床抗菌方面得到了广泛应用。磺胺嘧啶银(图 5-9)是一种含银的抗菌药物,广泛用于治疗和预防烧伤感染。其主要活性成分是银和磺胺类抗生素嘧啶的结合物,具有磺胺嘧啶的抗菌作用和银盐的收敛作用。这种药物主要用于预防和治疗轻度烧烫伤继发创面感染,对多数革兰氏阳性和革兰氏阴性菌均有抗菌活性,并且可以使创面干燥、结痂,促进愈合。

磺胺嘧啶银的抗菌机制涉及银离子和磺胺类抗生素的双重作用。银离子具有广谱抗菌活性,能够破坏细菌的细胞壁和细胞膜,干扰细菌的 DNA 复制和蛋白质合成。磺胺嘧啶通过抑制二氢叶酸还原酶,干扰细菌的叶酸代谢,从而抑制细菌的生长和繁殖。通过这种双重机制,磺胺嘧啶银能够有效地对抗多种病原微生物,并减少感染风险。

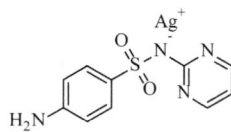

图 5-9　磺胺嘧啶银的结构式

除了烧伤,磺胺嘧啶银还用于治疗其他类型的皮肤溃疡和伤口,如褥疮和神经病变性糖尿病足溃疡。通过应用磺胺嘧啶银,可以显著减少这些伤口的感染风险,并加速愈合。

尽管磺胺嘧啶银在临床应用中安全性较高,但仍可能引起一些副作用,如皮肤刺激、过敏反应和白细胞减少症。在应用过程中,特别是在大面积创面使用或长期使用时,需要监测患者的血液和肾功能。患者在使用磺胺嘧啶银时,应注意避免过度使用,并及时报告任何不适症状,以便及时调整治疗方案。

参考文献

［1］Hearn J M，Romero-Canelón I，Munro A F，et al. Potent organo-osmium compound shifts metabolism in epithelial ovarian cancer cells［J］. Proceedings of the National Academy of Sciences of the United States of America，2015，112(29)：E3800-E3805.

［2］Jin D S，Muhammad D N，Sun Y W，et al. Multispecific platinum(Ⅳ) complex deters breast cancer via interposing inflammation and immunosuppression as an inhibitor of COX－2 and PD－L1［J］. Angewandte Chemie International Edition，2020，59(51)：23313-23321.

［3］Zhang D P，Huang D H，Banerjee D S，et al. Nucleus-targeted organoiridium-albumin conjugate for photodynamic cancer therapy［J］. Angewandte Chemie International Edition，2019，58(8)：2350-2354.

［4］Zhao X Z，Liu J P，Fan J L，et al. Recent progress in photosensitizers for overcoming the challenges of photodynamic therapy：From molecular design to application［J］. Chemical Society Reviews，2021，50(6)：4185-4219.

［5］Shaikh A，Stark Toller C. Sodium zirconium cyclosilicate for hyperkalaemia［J］. BMJ Supportive & Palliative Care，2023：spcare-2023-004629.

［6］Tickner B J，Stasiuk G J，Duckett S B，et al. The use of yttrium in medical imaging and therapy：Historical background and future perspectives［J］. Chemical Society Reviews，2020，49(17)：6169-6185.

［7］孙悦文，金素星，王晓勇，等. 金属配合物在肿瘤化学免疫治疗中的应用前景［J］. 化学进展，2018，30(10)：1573-1583.

［8］陈禹，杜可杰，巢晖，等. 钌配合物抗肿瘤研究新进展［J］. 化学进展，2009，21(5)：836-844.

［9］李银燕，王秀君. 铂类抗癌药物作用靶点及耐药机制的研究进展［J］. 中国细胞生物学学报，2013，35(7)：1008-1017.

第 6 章

稀土金属药物

稀土金属元素包括元素周期表中 ⅢB 族的钪(Scandium,Sc)和钇(Yttrium,Y)以及镧系元素如镧(Lanthanum,La)、铈(Cerium,Ce)、镨(Praseodymium,Pr)、钕(Neodymium,Nd)、钷(Promethium,Pm)、钐(Samarium,Sm)、铕(Europium,Eu)、钆(Gadolinium,Gd)、铽(Terbium,Tb)、镝(Dysprosium,Dy)、钬(Holmium,Ho)、铒(Erbium,Er)、铥(Thulium,Tm)、镱(Ytterbium,Yb)和镥(Lutetium,Lu)共 17 种金属元素。虽然稀土元素在自然界中广泛存在,但通常以微量形式存在。它们由于开采和提取过程复杂而被称为"稀土",这涉及大量资金和能源。然而,这些元素在医药领域展示了重要的应用潜力。稀土元素由于其特殊的电子结构,能够有效地吸收和发射特定波长的光,因此能与其他材料结合形成各种新型光功能材料。这一特性为其在医学影像学中的应用提供了理论基础。同时,一些稀土离子具有良好的稳定性,并能与生物分子结合,为相关药物设计提供了新的途径。

在 19 世纪,研究人员开始广泛探索稀土元素在药物学和药理学中的应用(表 6-1)。他们发现铈盐具有抗菌特性,并且草酸铈可用于治疗海洋性晕眩和妊娠呕吐。早在 1906 年,简单的无机铈盐如硫酸铈钾就已在欧洲市场作为外用杀菌药物销售。随着稀土分离技术的进步,自 20 世纪 60 年代以来,稀土元素开始在医学领域发挥重要作用。钆作为造影剂广泛应用,显著提高了医学影像的对比度和诊断准确性。此外,铈元素因其抗氧化和免疫调节特性被用于治疗自身免疫性疾病和炎症性疾病。总之,稀土化合物不断被发现具有多种特殊药效作用,可用于治疗烧伤、炎症、皮肤病以及血栓病等疾病。这些发现为医学领域带来了重要的创新和治疗选择。

值得一提的是,由于稀土元素独特的光学和磁性特性,其可用于制造智能纳米粒子药物载体,实现精准靶向给药和控释给药。这不仅可以提高药物的治疗效果,还能减少不良反应,进而改善患者的用药体验。此外,部分稀土金属具有放射性同位素,如钇元素、镥元素和钐元素,作为放射性金属药物在临床上被广泛使用。钇-90 主要用于放射性核素治疗,特别是用于非手术治疗肝癌和其他部位的肿瘤。锶-89 主要用于缓解由于骨转移所引起的疼痛,特别是在前列腺癌和乳腺癌等部位的骨转移病例中。钐-153 主要用于治疗骨转移癌,缓解骨疼痛,也可用于治疗原发性骨癌。部分放射性金属药物内容将在第 7 章详细介绍。

在医疗激光技术方面,如铥激光、铒激光、钬激光、钕激光等,由于其在激光领域的特殊性质,被广泛用于医疗激光设备中。这些元素能够在特定波长下发射出高能量、高功率的激光光束,对人体组织产生精确的治疗效果。在眼科中,掺钕钇铝石榴石激光(Nd:YAG Laser)被用于治疗青光眼、视网膜疾病和白内障等。铒激光用于治疗近视和远视,通过改变角膜的曲率来改善视力。钬激光被广泛用于泌尿道结石的碎石术。此外,稀土元素的激光还用于肿瘤治疗。铥激光和铒激光被应用于激光热疗,通过局部加热肿瘤组织来杀死癌细胞,同时保护周围健康组织不受损伤。稀土元素用于激光治疗的关键在于其波长选择、能量输出的稳定性和对组织的准确作用,这使激光治疗成为现代医疗中不可或缺的技术之一。由于该部分不属于药物行列,本书不作详细介绍。

表 6-1 稀土金属药物

稀土金属	药物名称	临床应用
铈	硝酸铈	治疗烧伤,杀菌
	硫酸铈钾	用于杀菌
	草酸铈	治疗海洋性晕眩和妊娠呕吐
钆	钆喷酸葡胺注射液	磁共振成像(MRI)对比剂
	钆特酸葡甲胺	
镧	氢氧化镧	治疗慢性肾病
	碳酸镧	治疗慢性肾病引发的高磷血症
	聚苯乙烯磺酸镧	治疗慢性肾病引起的高钾血症
钇	^{90}Y 树脂微球注射液	结直肠癌肝转移

6.1 铈类药物

铈(Cerium,Ce)在医学和药物治疗中通常以盐的形式使用。常见的铈化合物(表 6-1)是草酸铈、硫酸铈钾以及硝酸铈。在中医治疗中,草酸铈可用于治疗海洋性晕眩和妊娠呕吐。在临床中,硫酸铈钾主要作为外用杀菌剂使用。它用于消毒伤口、治疗皮肤感染以及作为某些皮肤病的辅助治疗药物。由于其具有强氧化性,硫酸铈钾能有效杀灭病原微生物。然而,它的使用需谨慎,以避免对皮肤的刺激或副作用。此外,硝酸铈也具有一定的抗菌作用。在欧洲、英国和美国的一些烧伤单位中,硝酸铈被作为纱布浸泡液使用了近 30 年,取得了显著效果。硝酸铈能迅速控制严重感染的烧伤面使其转为阴性,为进一步治疗创造条件。研究表明,硝酸铈与磺胺二嗪银联合可用于处理慢性伤口,如静脉淤滞性溃疡和烧伤;并且能增强抗菌活性,尤其是对焦痂的硬化作用,有助于防止细菌感染并维持伤口湿润,这使得烧伤伤口的护理变得更为高效。如今,氧化铈纳米颗粒也被证实具有作为预防细菌感染的有效和持久杀菌剂的潜力,对人体细胞具有高的安全性和独特的抗菌机制,可作为有效的抗菌剂。

6.2 钆类药物

钆(Gadolinium,Gd)具有特殊的磁行为,由于其 4f 轨道填入了 7 个电子,是半充满结构。钆配合物一般被用来制作造影剂,作为 MRI 的画面浓淡的调节剂来使用。也就是利用钆周围的水受到钆原子核磁场力矩的影响,显示出和没有受到影响的水性质不同这一点,使用对照画面,有利于病情的诊断。1983 年,Gd-DTPA(Magnevist)最先应用于临床研究,随后钆的一系列螯合物也开始应用,主要是 Gd-DTPA 和 Gd-DOTA 的衍生物。研究者对 Gd-DTPA 进行修饰,合成了很多的 Gd-DTPA 的衍生物,如 Omniscan、Primovist、MultiHance、OptiMARK 等(表 6-2)。Gd-DOTA 具有很好的稳定性,在人体内能够稳定存在,其衍生物 Dotarcm、ProHance、Gadovist 等也已经在临床上开始使用(表

6-3)。由表6-2和表6-3可知,目前用于临床的钆小分子造影剂弛豫效率在3.5~5.5 L·mmol^{-1}·s^{-1}之间,弛豫率比较低,因此还有很大的改善空间。

小分子造影剂渗透压偏高,弛豫率较低,因此人们开始用一些大的基团对小分子造影剂进行修饰。将其与单克隆抗体、血红细胞、血清白蛋白、多糖、激素和聚氨基酸等天然大分子材料及人工合成的生物可相容高分子相结合,可以有效地增大体积,降低分子的旋转速率,提高弛豫率。同时由于大分子本身的特点,向大分子中引入对人体某一组织器官具有亲和性的基团,还能增强选择性或靶向性。在这方面研究最早的是单克隆抗体,但是由于其不稳定性,并且进入人体中会引起一些免疫反应等因素限制了它的应用。此后人们开始对一些天然分子材料进行研究。例如,将HSA(人体血清蛋白)与Gd-DTPA和Gd-DOTA相连接,得到了高弛豫率的造影剂。脂质体也可以提高造影剂在病变部位的浓度,并且可以有效地实现药物释放,将二酰胺四乙酸单豆蔻酸乙酯、依地二酰胺四乙酸双豆蔻酸乙酯以及DTPA的衍生物与脂质体连接,可以使弛豫率大大提高。但是大分子在人体内代谢较慢,在临床上的应用上也具有局限性,人们开始研究在人体内可降解的大分子造影剂。如将二硫键合单元、聚乳酸等可生物降解组分引入大分子钆配合物中,此类造影剂以大分子的形式进入体内,在脉管系统和肿瘤组织处形成很好的造影效果之后,在体内可较快、较容易地分解为小分子并快速排出体外。

此外,钆(Ga)作为一种治疗癌症的药物,比如说现在处于临床试验的莫特沙芬钆(图6-1),化学名称为Gadolinium texaphyrin。它由钆离子与texaphyrin分子结合而成,具有较复杂的结构,这种结构使得莫特沙芬能够在体内表现出独特的药理特性。其通过产生氧化应激反应来作用于癌细胞,能够促进细胞内的氧化应激反应,增加自由基的产生,从而导致癌细胞的氧化损伤和凋亡。并且还可以影响细胞的生物化学过程,特别是在细胞的代谢和DNA修复机制中发挥作用。这种作用使得癌细胞更容易受到治疗的影响,从而增强莫特沙芬的抗癌效果。莫特沙芬已经在多种类型的癌症治疗中进行了临床试验,包括但不限于脑肿瘤、胰腺癌和肺癌。这些试验的结果显示,莫特沙芬在治疗过程中展示出了一定的抗肿瘤效果,并且相对安全,尤其是在与其他治疗方法联合应用时。但其在临床应用中仍面临一些挑战,其中包括药物的生产成本、特定癌症类型的有效性以及副作用管理等问题。

表6-2 临床Gd-DTPA类造影剂

造影剂名称	商用名称	配体结构	相对分子质量/(g·mol^{-1})	弛豫效率/(L·mmol^{-1}·s^{-1})
Gd-DTPA	Magnevist	R$_1$=OH; R$_2$=R$_3$=H	550.60	3.8

续表

造影剂名称	商用名称	配体结构	相对分子质量/ $(g \cdot mol^{-1})$	弛豫效率/ $(L \cdot mmol^{-1} \cdot s^{-1})$
Gd-DTPA-BMA	Omniscan	$R_1=NHCH_3$; $R_2=R_3=H$	563.64	3.8
Gd-DTPA-BMEA	OptiMARK	$R_1=NH(CH_2)OCH_3$; $R_2=R_3=H$	593.67	4.1
Gd-BOTPA	MultiHance	$R_1=OH;R_2=H;R_3=$ $CH_2OCH_2C_6H_5$	730.75	4.8
Gd-EONBDTPA	Primovist	$R_1=OH;R_2=$ $CH_2OCH_2CH_3;R_3=H$	608.68	5.5

表 6-3 临床 Gd-DOTA 类造影剂

造影剂名称	商用名称	配体结构	相对分子质量/ $(g \cdot mol^{-1})$	弛豫效率/ $(L \cdot mmol^{-1} \cdot s^{-1})$
Gd-DOTA	Dotarcm	$R=CH_2COOH$	561.67	3.5
Gd-Hp-DO3A	ProHance	$R=CH_2CH(OH)CH_3$	561.71	3.6
Gd-DO3A-butrol	Gadovist	$R=CH(CH_2OH)$ $CH(OH)CH_2OH$	607.74	3.7

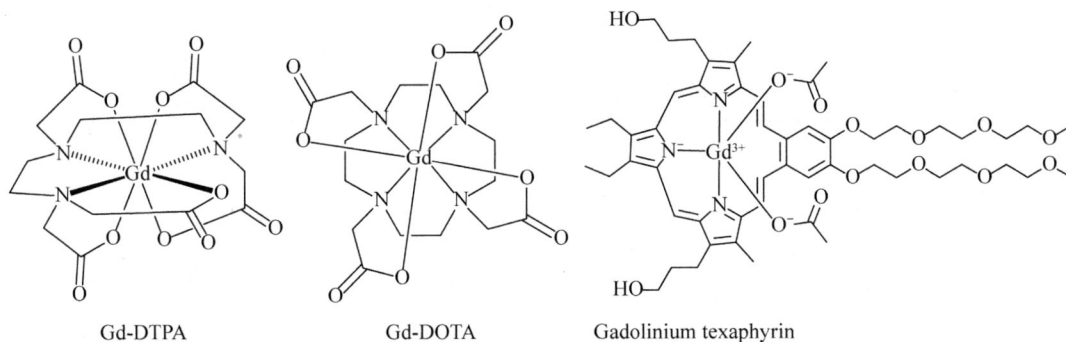

Gd-DTPA　　　　Gd-DOTA　　　　Gadolinium texaphyrin

图 6-1 临床钆配合物的化学结构式

6.3 镧类药物

镧(Lanthanum,La)通常以盐的形式应用于医学和药物治疗中,市场上常见的镧血磷结合剂(表 6-4)包括氢氧化镧、碳酸镧以及聚苯乙烯磺酸镧,它们在临床上主要用于处理与矿物质代谢相关的疾病。

氢氧化镧(Lanthanum Hydroxide)在临床上的主要应用是作为一种治疗慢性肾病的药物。由于其特有的性质,氢氧化镧能够有效地结合并去除体内的磷,从而减少高磷血症的发生。慢性肾病患者常常因为肾功能衰退而无法有效排出体内的磷,导致血磷水平升高,这可能引发骨病和心血管问题。氢氧化镧通过与食物中的磷结合,形成不易被吸收的复合物,从而减少了肠道对磷的吸收,帮助控制血磷水平。

碳酸镧(Lanthanum Carbonate)是一种用于治疗慢性肾病相关高磷血症的药物。其机制类似于氢氧化镧,能够有效结合食物中的磷,减少磷的吸收。碳酸镧在临床中被广泛应用于需要控制血磷水平的慢性肾病患者,尤其是那些接受透析治疗的患者。它能够帮助维持正常的血磷水平,减少与高磷血症相关的骨病和心血管并发症。由于其较高的磷结合能力,碳酸镧在治疗中表现出较好的效果和较少的副作用。

聚苯乙烯磺酸镧(Lanthanum Polystyrene Sulfonate)主要用作一种离子交换树脂,用于治疗高钾血症。它通过离子交换作用,能够选择性地与体内的钾离子结合,从而帮助降低血钾水平。高钾血症是慢性肾病患者常见的并发症,若不加以控制,可能引发严重的心脏问题。聚苯乙烯磺酸镧作为口服药物,在肠道内与钾离子结合,形成不可吸收的复合物,并通过排便排出体外,从而有效降低血钾水平。这些药物各自针对不同的电解质失衡问题,帮助改善患者的生活质量。此外,研究人员发现,氯化镧具有治疗卵巢癌和宫颈癌的潜力,同时显示出防龋和治疗牙周炎的效果。然而,这些应用仍处于研究阶段,需要进行进一步的试验和验证。

表 6-4　临床使用的镧药物

名称	剂型	用途
氢氧化镧	口服片剂或粉末剂型	治疗慢性肾病
碳酸镧	口服片剂或咀嚼片	治疗慢性肾病引发的高磷血症
聚苯乙烯磺酸镧	口服粉末或口服悬浮剂	治疗慢性肾病引起的高钾血症

6.4　钇类药物

钇药物主要为钇-90(^{90}Yttrium,^{90}Y),^{90}Y 主要用于制备治疗用放射性药物。通过一种成熟的内放射治疗方法,可将放射性元素^{90}Y 植入肿瘤内实现治疗。这种方法自 20 世纪在欧美获批准以来,在国外已有几十年的临床数据支持。^{90}Y 是人工合成的放射性元素,位于元素周期表第 39 位,能发射高纯度的 β 射线,半衰期为 64.1 h,组织穿透距离相对较短。在^{90}Y 放射治疗中,放射性元素被植入肿瘤,并利用核素衰变释放的射线产生电离辐射效应,促使肿瘤细胞凋亡。国际上应用的^{90}Y 微球有两种,^{90}Y-玻璃微球和^{90}Y-树脂微球($20\sim60$ μm),用于治疗肝癌(动脉内注射)。目前,中国已上市的是^{90}Y-树脂微球注射液,^{90}Y-乙二胺四亚甲基膦酸(EDTMP)可用于治疗白血病、骨髓细胞瘤等。

　　^{90}Y-树脂微球临床治疗采用精准微导管介入技术,可有效地控制肿瘤、缩小体积,使肿瘤完全坏死,达到治愈效果,并促进预留的健康肝脏再生。原本不能手术的肝癌患者,有望通过^{90}Y介入治疗转化为可手术切除肿瘤的患者,彻底清除病灶的同时,最大化保留健康肝实质,提高肝癌患者的治愈率。

　　1965 年,科学家首次使用^{90}Y治疗肝脏内分泌肿瘤和肝脏转移性结直肠癌。随后引入了树脂微球和玻璃微球。2002 年,美国 FDA 批准^{90}Y-树脂微球用于结直肠癌肝转移的治疗。^{90}Y微球注射液的获批上市,对于国内高发的肝癌和结肠癌的临床治疗具有重要意义,同时也是全球唯一获得 FDA 正式批准用于转移性肝癌的放射性微球,在美国、欧洲等 50 个国家和地区上市多年,累计治疗超过 12 万人次,其安全性和有效性已经得到充分验证,也是远大医药最早布局的一款放射性药物。2021 年 10 月,^{90}Y微球注射液率先在海南博鳌乐城先行区特许使用,中国工程院院士、北京清华长庚医院院长董家鸿及其团队对一例原发性肝癌(CNLC Ⅲa 期)患者给予^{90}Y微球注射液治疗。手术后 3 个月的增强CT 及 MRI 影像复查结果显示,肿瘤病灶完全缓解,无活性病灶,原发性肝癌特异性标志物水平有明显下调。

　　^{90}Y药物的主要作用机制是对肝脏肿瘤的选择性靶向内放射疗法。该疗法通过经肝动脉插管将^{90}Y微球直接输送至肝脏肿瘤内。因为肝脏肿瘤主要通过肝动脉血供获取营养,约 90% 的肝脏肿瘤的血供来自肝动脉,而正常肝组织则主要来自门静脉,这一特性便于^{90}Y微球的选择性靶向。此外,肝肿瘤的微血管密度通常远高于正常肝组织,使得微球在肿瘤内的聚集能力更强,从而确保了放射性治疗的有效性,以实现在肿瘤内部进行高剂量、近距离的放射照射。^{90}Y微球发射的 β 射线能够有效杀死肿瘤细胞,同时对周围正常组织的辐射影响较小。

　　在^{90}Y微球的应用中,这种治疗方式不仅提供了对肿瘤的直接辐射伤害,同时也激活肿瘤微环境中的免疫细胞,使得特定的免疫激活可以增强后续免疫治疗的效果。因此,^{90}Y药物通过其独特的放射性特性和靶向输送机制,在中晚期肝癌的治疗中显示出显著的临床效果和安全性。

参考文献

[1] 陈国华,严根荣,郭瑜峰. 硝酸铈复合制剂在烧伤创面的临床应用[J]. 中华烧伤杂志,2003,19(Z1):51-52.

[2] Anthony E J, Bolitho E M, Bridgewater H E, et al. Metallodrugs are unique: Opportunities and challenges of discovery and development[J]. Chemical Science, 2020, 11(48):12888-12917.

[3] Barker E, Shepherd J, Asencio I O. The use of cerium compounds as antimicrobials for biomedical applications[J]. Molecules, 2022, 27(9):2678.

[4] 王皓,姚青,杨阳,等. 纳米氧化铈在医药领域中的应用研究进展[J]. 中国现代应用药学,2021,38(17):2170-2179.

[5] 段二月,马建功,程鹏. 钆类造影剂的研究进展[J]. 大学化学,2016,31(7):

1-13.

[6] 李涛,王志鑫. 钇 90 放射微球与抗肿瘤药物治疗肝癌的临床进展[J]. 临床医学进展,2024,14(2):2528-2534.

[7] Miranda V M. Medicinal inorganic chemistry：An updated review on the status of metallodrugs and prominent metallodrug candidates[J]. Reviews in Inorganic Chemistry，2022，42(1)：29-52.

[8] Kumar R，Seema K，Singh D K，et al. Synthesis，antibacterial and antifungal activities of Schiff base rare earth metal complexes：A review of recent work[J]. Journal of Coordination Chemistry，2023，76(9/10)：1065-1093.

[9] 谢雨甜，王金. 稀土配合物生物活性的研究进展[J]. 物理化学进展，2022(4)：173-184.

[10] 张金超，杨梦苏. 稀土配合物药物研究进展[J]. 稀有金属，2005，29(6)：919-926.

第 7 章

放射性金属药物

放射性金属药物是一类通过利用放射性同位素的特性来诊断和治疗疾病的药物,尤其在肿瘤学领域中展现出极大的潜力。这些药物的有效性源于其对靶组织的选择性辐射作用,以及其在影像学检查中所扮演的重要角色。放射性金属药物的历史可以追溯至20世纪初,随着放射性核素技术的进步,放射性金属标记的生物分子为核医学提供了具有广阔应用前景的放射性诊断和放射性治疗药物。

在现代医学中,放射性金属药物不仅被广泛应用于癌症治疗,例如放射免疫疗法和放射性同位素治疗,而且在影像学检查中发挥着不可或缺的作用,如通过正电子发射计算机断层扫描(PET)和单光子发射计算机断层扫描(SPECT)进行的诊断。尽管这些药物在改善患者预后方面具有显著成效,但其潜在的副作用和安全性问题也引发了研究者和医生的广泛关注。

本章将探讨不同放射性金属药物的种类[^{89}Sr、^{90}Y(在第6章已讨论)、^{99}Tc 与^{99m}Tc、^{153}Sm、^{161}Tb、^{177}Lu、^{201}Tl、^{213}Bi、^{223}Ra、^{225}Ac]、机制及其临床应用,并展望未来在这一领域的发展趋势。通过对放射性金属药物的深入理解,为其在临床实践中的合理应用提供依据与指导。表7-1列举了部分具有放射性的金属药物名称及临床应用。

表 7-1 部分具有放射性的金属药物的临床应用

金属元素	药物名称	临床应用
锶(^{89}Sr)	^{89}SrCl$_2$	原发性和转移性骨肿瘤
钇(^{90}Y)	^{90}Y 树脂微球注射液	结直肠癌肝转移
锝(^{99}Tc 与^{99m}Tc)	^{99}Tc/^{99m}Tc-MDP	类风湿性关节炎
	^{99m}Tc-MIBI	心脏显像剂
	^{99m}Tc-ECDG	冠状动脉疾病和肺癌显像剂
钐(^{153}Sm)	^{153}Sm-EDTMP	原发性骨癌
铽(^{161}Tb)	^{161}Tb-DTPA	奥曲肽受体阳性肿瘤
镥(^{177}Lu)	^{177}Lu-LNC1011 注射液	晚期前列腺癌
	^{177}Lu-DOTATATE	神经内分泌肿瘤
	^{177}Lu-Peptide Receptor Radio-nuclide Therapy	胃肠胰腺神经内分泌瘤
	^{177}Lu-PSMA-617	前列腺癌
铊(^{201}Tl)	^{201}TlCl	心脏成像
铋(^{213}Bi)	^{213}Bi-anti-CD33-mAb	白血病
镭(^{223}Ra)	^{223}RaCl$_2$	前列腺癌
锕(^{225}Ac)	^{225}Ac-DOTA-TATE/DOTATOC	神经内分泌肿瘤

7.1 锶-89 类药物

锶-89(^{89}Strontium, ^{89}Sr)是锶的放射性同位素,是核裂变产物中的重要成分,是一个

发射纯 β 射线的放射性核素。^{89}Sr 半衰期为 50.4 d，同时也是一个亲骨性核素，具有与钙相似的特性，注入体内后的分布与钙相似。

2005 年，^{89}Sr 开始作为放射性治疗药物应用于临床。^{89}Sr 在临床应用主要集中在减轻由于骨转移引起的疼痛方面。它能够在骨转移灶处集中并释放 β 射线，直接杀死转移的肿瘤细胞，具有显著的治疗效果。例如，在乳腺癌和前列腺癌的晚期患者中，使用二氯化锶（^{89}SrCl$_2$）注射液能够有效缓解骨转移疼痛，同时通过修复骨质和抑制骨质溶解来治疗骨转移病灶。乳腺癌的多例临床案例显示，接受 ^{89}SrCl$_2$ 治疗的患者具有明显的效果，而在前列腺癌患者中，^{89}SrCl$_2$ 也被发现可以通过多次治疗延长患者的生命，减轻癌痛并改善患者生活质量。

^{89}Sr 药物几乎不含 γ 射线，使病人的全身辐射剂量大大减少，对周围的亲友和工作人员没有任何影响。静脉注射后，^{89}Sr 很快在血液中消失而聚集在成骨细胞组织，其在骨转移灶的摄取量是正常骨的 2～25 倍，病灶疼痛都能减轻或消除，有效率达 85%。^{89}Sr 的主要治疗作用是镇痛，以改善病人的生活质量，减少临终前的痛苦，缓解病情，延长病人的生命。^{89}Sr 亦可用于治疗不伴骨痛的骨转移，以预防和延缓骨痛的发生。其副作用小，仅部分病例在注射后 4 周左右出现了轻度白细胞、血小板下降，但 12 周后可恢复到治疗前水平。

此外，^{89}Sr 还被用于肺癌骨转移的治疗。肺癌患者常常面临剧烈疼痛和运动能力下降的困扰，甚至可能出现病理性骨折。虽然唑来膦酸注射液（天晴依泰）在抑制破骨细胞活性、延缓骨质破坏方面表现良好，但通常需要与其他药物联合使用以达到最佳效果。研究显示，^{89}SrCl$_2$ 与天晴依泰联用时能够产生协同效应，快速缓解疼痛并改善治疗效果。^{89}Sr 治疗的毒性反应为一过性骨髓抑制，转移灶的吸收剂量是骨髓的 10 倍，主要表现为血小板及白细胞降低，这种血液系统的影响通常是可逆的，对心肝肾功能几乎没有影响。

^{89}Sr 治疗能明显缓解患者骨痛，可能的机制主要有以下几点：①首先，^{89}Sr 的机制使其能够特异性聚集在骨组织，通过发射 β 射线实现对癌症骨转移的有效治疗，缓解患者的疼痛。对比传统的放射治疗和化疗，这一特性使得使用 ^{89}Sr 的治疗方案具有更好的安全性和耐受性；②辐射生物效应干扰了神经末梢去极化的过程，影响了疼痛信号的传导；③辐射生物效应抑制缓激肽和前列腺素等疼痛介质的产生。

7.2　锝-99 类与锝-99m 类药物

锝-99（^{99}Technetium，^{99}Tc）是一种重要的放射性同位素，另外其同质异能素 ^{99m}Tc 也是一种放射性同位素，主要用于医学领域，特别是在骨骼成像和肿瘤治疗中展现出显著的应用价值。^{99}Tc 的半衰期为 2.111×10^5 a，^{99m}Tc 的半衰期为 6 h，使其适合用于短时间内的诊断和治疗用途。它通常应用于治疗类风湿关节炎等疾病。

^{99}Tc 与 ^{99m}Tc 在体内的行为特征使其能够选择性地聚集在骨组织中，进而精准地反映骨骼的代谢活动。其在各种放射性核素药物中，例如在治疗自身免疫疾病和肿瘤中也展现出独特的优势。随着放射性医学技术的发展，^{99}Tc 已成为放射性药物领域的重要组

成部分,推动了相关治疗手段的创新和应用。

^{99}Tc 药物的临床应用通常是以锝的亚甲基二膦酸盐(^{99}Tc-MDP、^{99m}Tc-MDP,图 7-1)的形式应用于治疗类风湿性关节炎等疾病。其显效成分为由氯化亚锡还原的锝与亚甲基二膦酸盐络合生成的一种核素药物。自 2000 年上市以来,^{99}Tc-MDP 广泛应用于类风湿性关节炎等的治疗,积累了大量的实践经验。其作用机制是通过免疫调节和抗炎反应来实现。^{99}Tc 以其特有的放射性性质能够靶向集中于病变的骨组织,进而发挥其疗效。^{99}Tc 可以先降低体内多种促炎细胞因子的水平,比如白细胞介素-1(IL-1)、白细胞介素-6(IL-6)、肿瘤坏死因子 α(TNF-α)和基质金属蛋白酶(MMP3)。这些因子的减少有助于减轻炎症反应,并抑制破骨细胞(骨吸收细胞)的活性,从而维护骨骼的结构和功能。此外,^{99}Tc-MDP 还能够促进成骨细胞(生成骨细胞)的增殖,从而协助骨组织的修复。

总的来说,^{99}Tc-MDP 注射液通过调节免疫反应和改善骨代谢、灭活金属蛋白酶等不同途径发挥抗炎镇痛、清除氧自由基、调节免疫、调控骨代谢、保护骨与软骨的作用。^{99}Tc-MDP 的药代动力学特征赋予其疗效持久、骨靶向性该药物且安全性高的作用特点和优势,使其用于治疗多种风湿性疾病起到了独特的临床疗效,为类风湿性关节炎患者提供了一种有效的治疗选择,能显著减轻患者的临床症状,提高生活质量。

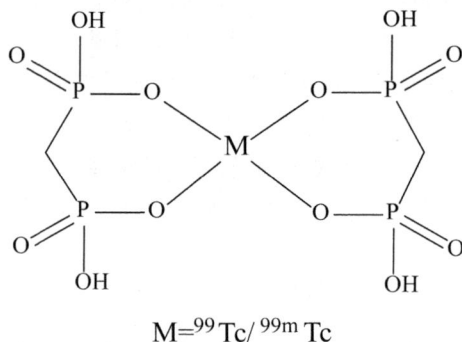

M=^{99}Tc/^{99m}Tc

图 7-1 ^{99}Tc/^{99m}Tc-MDP 的结构式

高锝酸盐标记甲氧基异丁基异腈(^{99m}Tc-MIBI,图 7-2)是一种重要的放射性示踪剂,广泛应用于心血管成像领域。其独特的化学性质使其能够被心肌细胞有效摄取,从而在单光子发射计算机断层扫描(SPECT/CT)成像中实现心肌的清晰显影。这一技术的临床应用已经取得了显著的成果,尤其在心脏病的诊断和评估中发挥了重要作用。

在甲状旁腺功能亢进症(HPT)的术前诊断中,^{99m}Tc-MIBI 能够帮助医生准确定位异常的甲状旁腺组织。通过 SPECT/CT 成像,医生可以清晰地观察到甲状旁腺的形态和功能状态,从而为手术提供重要的指导信息,降低手术风险,提高治疗效果。此外,在甲状腺癌(TC)的术前诊断中,^{99m}Tc-MIBI 同样展现出其独特的应用价值。通过对甲状腺组织的成像,医生能够评估肿瘤的大小、位置及其对周围组织的影响,为手术方案的制定提供科学依据。

在乳腺癌术后放疗致放射性心脏损伤(RIHD)的诊断中,^{99m}Tc-MIBI 的应用同样不可或缺。放疗可能对心脏造成潜在的损伤,而通过 SPECT/CT 成像,医生能够早期识别心脏的功能变化,及时采取干预措施,降低放疗对心脏的负面影响。这种早期诊断的能力为乳腺癌患者的整体治疗效果和生活质量提供了保障。

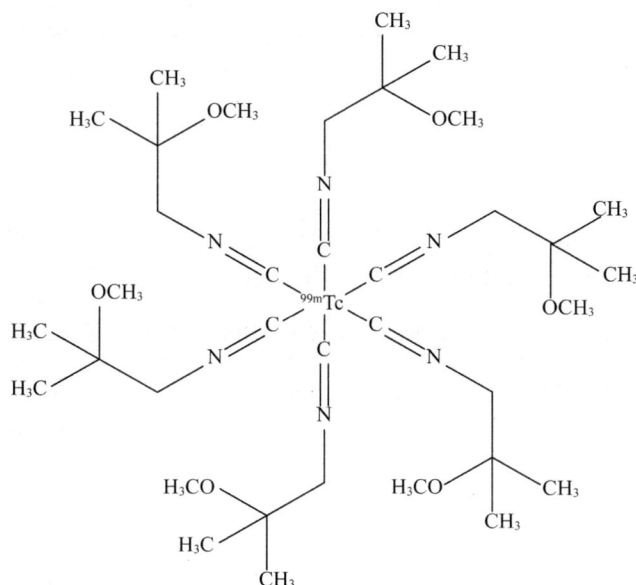

图 7-2 ^{99m}Tc-MIBI 的结构式

另一个非靶向放射成像候选药物是^{99m}Tc-ECDG,如图 7-3 所示,这是一种用于冠状动脉疾病和肺癌诊断的复合体。^{99m}Tc-ECDG 作为一种放射性示踪剂,具有良好的生物相容性和较高的组织摄取能力,使其在医学成像中展现出广泛的应用潜力。

在冠状动脉疾病的诊断中,^{99m}Tc-ECDG 能够有效地评估心肌的灌注情况。通过 SPECT 成像,医生可以观察到心肌在不同负荷状态下的血流变化,从而判断心脏的供血能力和功能状态。这一技术不仅有助于早期发现冠状动脉狭窄或堵塞,还能为后续的治疗方案提供重要依据,帮助医生制订个性化的治疗计划。

在肺癌的诊断方面,^{99m}Tc-ECDG 同样发挥着重要作用。肺癌的早期发现对于提高患者的生存率至关重要,而^{99m}Tc-ECDG 通过对肺部组织的成像,能够帮助医生识别肿瘤的存在及其生长特征。该示踪剂的应用使得医生能够更准确地评估肿瘤的大小、位置及其对周围组织的影响,从而为手术、放疗或化疗等治疗方案的制定提供科学依据。

此外,^{99m}Tc-ECDG 的非靶向特性使其在多种疾病的诊断中具有灵活性。它不仅可以用于心血管和肿瘤的成像,还可能在其他领域如神经系统疾病的研究中展现出潜在的应用价值。随着对^{99m}Tc-ECDG 的深入研究,未来有望开发出更多的临床应用场景,进一步提升其在医学成像中的重要性。

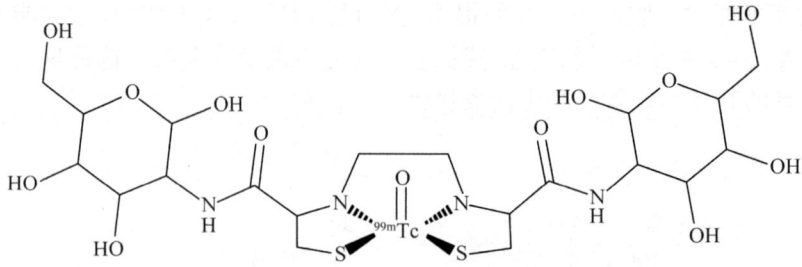

图 7-3 ^{99m}Tc-ECDG 的结构式

还有许多基于^{99m}Tc的放射显像剂已被批准用于临床应用。一些被批准为显像剂的^{99m}Tc配合物如表 7-2 所示,以及它们的结构如图 7-4 所示。

表 7-2 部分已被批准用于临床应用的^{99m}Tc放射显像剂

药物名称	成像应用
^{99m}Tc-arcitumomab	结肠直肠癌
^{99m}Tc-bicisate	脑卒中
^{99m}Tc-depreotide	肺部
^{99m}Tc-disofenin	肝脏
^{99m}Tc-exametazime	炎症性肠病
^{99m}Tc-tagged albumin	肺灌注显像
^{99m}Tc-hynic-octreotide	神经内分泌肿瘤
^{99m}Tc-mebrofenin	肝和胆腺
^{99m}Tc-medronate	骨骼
^{99m}Tc-mertiatide	肾脏
^{99m}Tc-nofetumomab	肺部
^{99m}Tc-oxidronate	骨骼
^{99m}Tc-pentetate	大脑、肾脏和肺部
^{99m}Tc-pyrophosphate	骨骼和心肌
^{99m}Tc-tagged erythrocytes	心血池成像
^{99m}Tc-sestamibi	心肌
$Na^{99m}TcO_4$	脑和甲状腺
^{99m}Tc-succimer	肾脏
^{99m}Tc-sulesomab	骨炎
^{99m}Tc-sulfur colloid	肝脏、脾脏和食道

续表

药物名称	成像应用
99mTc-tetrofosmin	心肌
99mTc-tilmanocept	淋巴系统

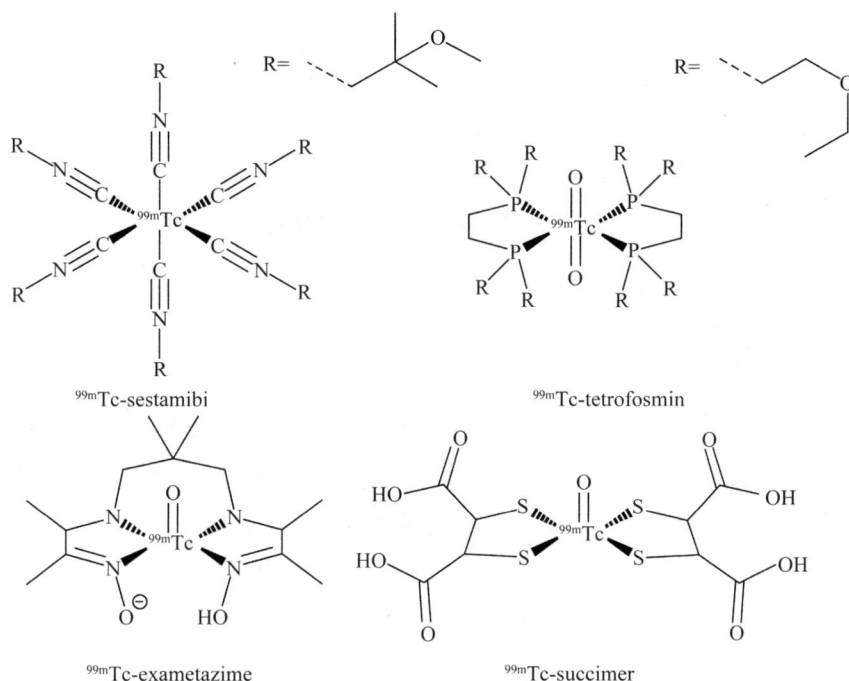

图 7-4 部分99mTc 显像剂的化学结构式

7.3 钐-153 类药物

钐-153(^{153}Samarium，^{153}Sm)是核医学诊断和治疗用较理想的核素，具有较短的半衰期(46.27 h)，主要发射 β 射线，射程短于 4 mm，使其能够有效减少对周围正常组织的损害。其疗效已被多项临床研究证实，治疗后可显著提高患者的生活质量，并在骨痛缓解上展现出良好的效果。近年来，随着核医学的进步，^{153}Sm 的临床应用和研究持续增加，成为骨转移癌治疗的重要选择之一。

^{153}Sm 主要用于制备治疗放射性药物。如^{153}Sm-EDTMP(ethylene diamine tetramethylene phosphonic acid，乙二胺四亚甲基膦酸，来昔决南钐)，其结构如图 7-5 所示。^{153}Sm-EDTMP 作为一种具有示踪效应的放射性药物，能选择性地浓聚在成骨细胞活跃的部位，利用其发出的 β 射线在病灶部位进行内照射，可有效抑制病灶癌细胞的生长，达到缓解骨痛、提高病人生活质量的目的。且^{153}Sm-EDTMP 在体内稳定，转移灶摄取比值高，肝及其他组织吸取极少，血中清除快，大部分几小时内随尿排出。接受治疗的患者

不必隔离，排泄物易于处理，短期内可重复治疗。

此外，^{153}Sm-EDTMP 能有效缓解骨转移癌患者的疼痛。其作用机制主要依赖于内部照射，即通过靶向结合到骨组织，释放的方法为 β 射线和 γ 射线。^{153}Sm 能够选择性地聚集在骨转移病灶区域，以其高亲骨性与较短的射程，减少对周围健康组织的损伤，从而提高治疗效果。

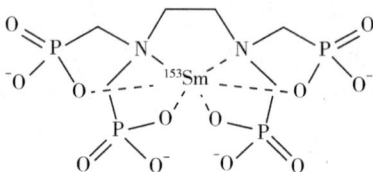

图 7-5 ^{153}Sm-EDTMP 的结构式

7.4 铽-161 类药物

铽-161(^{161}Terbium，^{161}Tb)的半衰期为 6.89 d，具有 0.32 keV/μm 的线性能量传递(LET)，能够同时发射适合治疗的 β 粒子($E_{\beta-\alpha}=154$ keV)和对 SPECT 显像有用的 γ 射线($E_\gamma=25.7$ keV，48.9 keV，74.6 keV)。此外，^{161}Tb 的衰变过程还会释放出能量小于 50 keV 的俄歇电子，这些粒子显示出良好的抗肿瘤效果。因此，^{161}Tb 标记的化合物可能在抗肿瘤治疗中表现出更高的效率，特别是在治疗小肿瘤细胞群甚至单个靶向细胞时。

近期研究者们首次进行了^{161}Tb 的临床前研究，评估了^{161}Tb-DTPA 标记的奥曲肽在大鼠脑皮质膜上与生长抑素受体的特异结合。研究结果表明，^{161}Tb-DTPA-奥曲肽具有高亲和力，是潜在的放射治疗药物。目前需要进行更多临床研究，以验证^{161}Tb-DTPA-奥曲肽是否能有效治疗携带奥曲肽受体阳性肿瘤的患者。

^{161}Tb 是一种新兴的放射性金属药物，其主要用于靶向放射性核素治疗，特别是在肿瘤治疗中。它的作用机制是通过与靶向分子结合，如前列腺特异性膜抗原(PSMA)，形成放射性配体，以特异性地攻击肿瘤细胞。在衰变过程中，^{161}Tb 能够发射 β 粒子以及低能量的俄歇电子和转换电子，这使得它能够在微观层面上造成 DNA 损伤，进而引发肿瘤细胞的凋亡。

目前关于^{161}Tb 的临床研究较为有限，大多数仍处于临床前阶段。最近，首次在临床中应用了^{161}Tb-DOTATOC。通过平面图像和剂量学分析，研究展示了^{161}Tb-DOTATOC 在肝脏、肾脏、脾脏和膀胱中随时间变化的生物分布情况。研究还发现，^{161}Tb-DOTA-TOC 在脾脏中显示出较高的积聚，表现出其对多肽的特异性识别能力。^{161}Tb-DOTATOC 在手术过程中或术后表现出良好的耐受性，未观察到任何不良反应，这表明其安全性较高。研究结果还证实，^{161}Tb 放射性同位素发射的 γ 辐射可用于全身平面显像，为进一步开展^{161}Tb 放射性药物的临床研究提供了重要参考。

7.5 镥-177 类药物

镥-177(^{177}Lutetium,^{177}Lu)是一种放射性同位素,其临床应用主要集中在肿瘤治疗领域。^{177}Lu 的核素热分裂产生的 β 射线能有效杀灭肿瘤细胞,半衰期为 6.646 d,因此在肿瘤放射性治疗中被广泛应用。如图 7-6 所示为^{177}Lu 的衰变示意图。随着^{177}Lu 在放射治疗药物中的应用,其在药物递送研究领域引起了极大的关注。本节将讲述近年^{177}Lu 标记抗体、多肽、纳米颗粒和小分子放疗药物的临床前和临床研究进展。

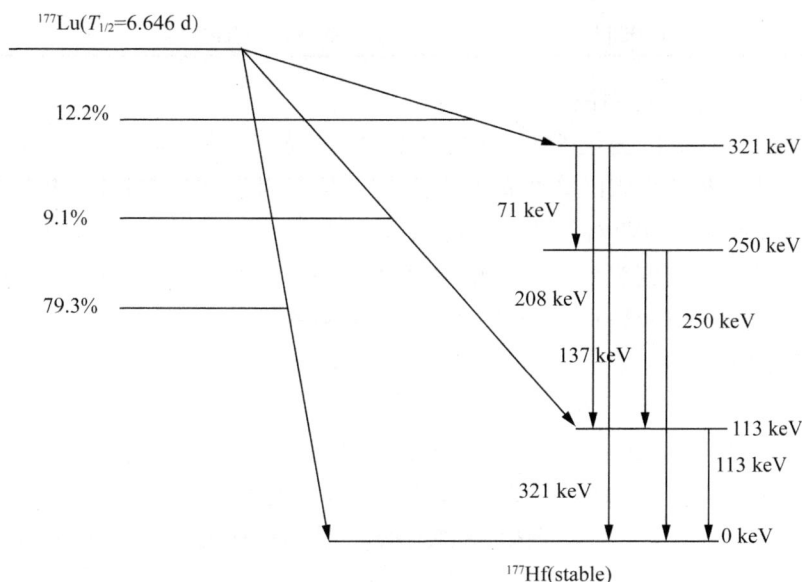

图 7-6 ^{177}Lu 的衰变示意图

^{177}Lu 的主要临床应用包括放射性肿瘤治疗、放射性肺癌治疗和放射性甲状腺癌治疗。在肿瘤治疗中,^{177}Lu 可以与靶向肿瘤细胞的分子靶向药物结合,利用其放射性杀伤肿瘤细胞。表 7-3 为^{177}Lu 的一些临床药物。此外,^{177}Lu 也可以通过靶向破坏肿瘤血管,阻止肿瘤的血液供应,从而达到治疗的效果。

表 7-3 ^{177}Lu 的部分用于临床应用的药物

药物名称	临床试验期数	适应证	临床试验开始时间
^{177}Lu-edotreotide	临床Ⅲ期	神经内分泌肿瘤	2017 - 01 - 13
^{177}Lu-octreotate	临床Ⅱ期	神经内分泌肿瘤	2016 - 03 - 10
	临床Ⅲ期	胃肠胰腺神经内分泌瘤	2013 - 04 - 25
^{177}Lu-DOTATATE	临床Ⅰ期/临床Ⅱ期	神经内分泌肿瘤;胃肠胰腺神经内分泌瘤	2015 - 07 - 01
	临床Ⅱ期	神经内分泌肿瘤	2015 - 06 - 16

药物名称	临床试验期数	适应证	临床试验开始时间
^{177}Lu-DOTATATE	临床Ⅱ期	神经内分泌肿瘤	2013－11－01
	临床Ⅱ期	神经内分泌肿瘤；癌症肝转移	2011－10－07
	临床Ⅱ期	神经内分泌肿瘤	2010－10－01
[177]Lu-Peptide Receptor Radio-nuclide Therapy	临床Ⅱ期	胃肠胰腺神经内分泌瘤	2016－05－01
^{177}Lu-DOTA0-Tyr3-Octreotate	拓展性应用	中肠类癌	2016－03－07
	临床Ⅱ期	胰腺神经内分泌瘤	2014－08－27
	临床Ⅱ期	小肠类癌肿瘤；神经内分泌肿瘤	2012－04－10

（1）[177]Lu-LNC011 注射液

这蓝纳成药业收到美国食品药品监督管理局（FDA）核准签发的关于[177]Lu-LNC011 注射液的药品临床试验批准通知书，该药品拟用于治疗 PSMA 阳性表达的晚期前列腺癌患者，蓝纳成药业对其开展Ⅰ期临床试验。[177]Lu-LNC011 注射液已显示出良好的安全性和有效性。研究表明，该药物能够显著缩小肿瘤体积，提高患者的生存率和生活质量。此外，由于其靶向特性，[177]Lu-LNC011 注射液在治疗过程中对正常组织的损伤较小，副作用相对较低。

（2）[177]Lu-DOTATATE 药物

神经内分泌肿瘤（NEN）是一种少见的异质性恶性肿瘤，好发于胃肠道胰腺和肺。近年来，基于临床试验结果，美国食品药品监督管理局和欧洲药品管理局陆续批准[177]Lu-DOTATATE 用于治疗生长抑素受体（SSTR）阳性的胃肠胰（GEP）NEN，其结构如图 7-7 所

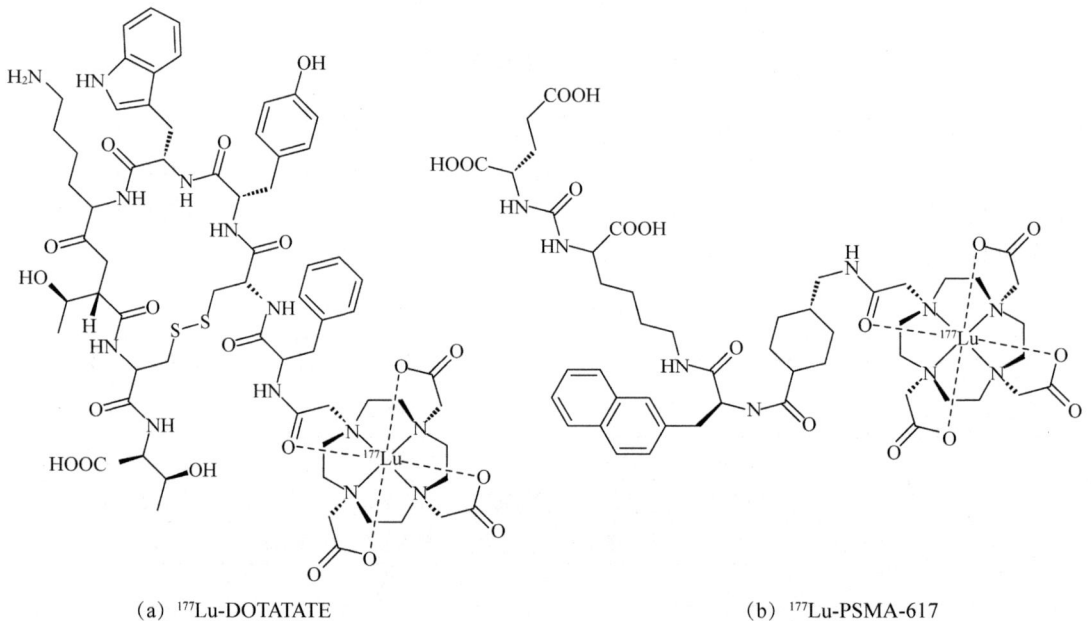

(a) ^{177}Lu-DOTATATE　　　　　　　　　　(b) ^{177}Lu-PSMA-617

图 7-7　已获批上市的[177]Lu 药物

示。研究表明177Lu-DOTATATE 对 NEN 患者有效且耐受性良好。未来需要开展更大规模的前瞻性研究,以确定单次或多次使用177Lu-DOTATATE 治疗的安全性和治疗获益。

(3) 177Lu-PSMA-617 药物

177Lu-PSMA-617 是一种已获批上市资格的临床Ⅲ期药物,适用于研究性 PSMA 靶向放射配体疗法,用于治疗转移性去势抵抗性前列腺癌。它是一种将靶向化合物(配体)与治疗性放射性同位素相结合的精准癌症治疗方法。进入血流后,177Lu-PSMA-617 与表达 PSMA14(一种跨膜蛋白)的前列腺癌细胞结合,其在肿瘤中的吸收能力比在正常组织内的更强。一旦结合,放射性同位素的发射就会损害肿瘤细胞,破坏它们拷贝和/或触发细胞死亡的能力。放射性同位素的辐射在很小的范围内起作用,以限制其对周围细胞的损害。

综上,177Lu 药物在肿瘤治疗中具有重要的作用,其机制主要通过放射性核素的靶向性来实现。177Lu 发射 β 射线,该射线在肿瘤组织内积聚并对肿瘤细胞造成辐射损伤,最终导致肿瘤细胞的死亡。此外,177Lu 药物治疗还可以与其他治疗方法(如化疗药物)联合使用,以期增强整体疗效。通过这些机制,177Lu 药物不仅有效延长了患者的生存期,而且改善了他们的生活质量。

此外,还有一些177Lu 正在临床前研究阶段,如表 7-4 所示,177Lu 被发现在多种肿瘤治疗方法中具有潜在应用价值。其中,最引人注目的应用包括放射性疗法、放射性免疫治疗和放射性介入治疗。177Lu 与多种靶向分子结合,如抗体、小分子化合物和配体,使得其能够靶向肿瘤细胞,并释放放射性射线,导致肿瘤细胞的损伤和死亡。

表 7-4　正在临床前研究的177Lu 药物

药物名称	物理性质	靶点
177Lu-mAb-201b-AuNP	纳米颗粒	血栓调节蛋白
177Lu-曲妥单抗＋帕尼单抗-AuNP	纳米颗粒	HER2＋EGFR 双靶向
177Lu-αMSH-SiNP	纳米颗粒	恶性肿瘤的黑素-1 受体
177Lu-Lu$_2$O$_3$-HSA	纳米颗粒	神经内分泌肿瘤、前列腺癌、膀胱癌的靶向放射治疗
177Lu-A7R,177Lu-Lys(hArg)-Dab-Pro-Arg	多肽	VEGF165/NRP－1
177Lu-DOTA-p-CI-phe-cyclo-cn-Cys-L-BzThi-D	多肽	SSTR
Aph-Lys-Thr-Cys-D-Tyr-NH$_2$	多肽	胃肠、内分泌以及脑膜瘤等疾病
177Lu-DOTA-E(cRGDfk)2	多肽	avb3 整合素
177Lu-CXCR4-L	多肽	CXCR4
177Lu-cNGR	多肽	CD13
177Lu-DOTA-TATE 联合用药	多肽	SSTR
177Lu-ProBoMB1,177Lu-NeoBoMB1	多肽	GRPR

药物名称	物理性质	靶点
^{177}Lu-Miltuximab	抗体	磷脂酰肌醇聚糖-1
^{177}Lu-1C1m-Fc	融合抗体	肿瘤上皮标记物-1
^{177}Lu-DTPA-A11	微抗体	PSCA
^{177}Lu-ScFvD2B	抗体片段	PSMA
^{177}Lu-PSMA-ACB-56	PSMA 配体	PSMA
^{177}Lu-NM600	分子烷基磷酸胆碱	前列腺癌,神经内分泌肿瘤,实体瘤
^{177}Lu-MDP, ^{177}Lu-EDTMP	双磷酸配体	骨骼

7.6　铊-201 类药物

铊-201(^{201}Thallium, ^{201}Tl)是铊元素的一种放射性同位素,具有极高的医学应用价值。^{201}Tl 的半衰期约为 72.9 h,具有良好的生物相容性,主要用于核医学中的影像学检测,尤其是心脏疾病的诊断。

^{201}Tl 的使用依赖于其向心肌组织的聚集能力。通过静脉注射^{201}Tl,心肌组织在血液供应充足时会吸收^{201}Tl。医生可以在患者活动前后分别进行成像,通过比较不同时间点的^{201}Tl 摄取量,判断心肌供血的充足情况,这对于心脏病的诊断具有重要意义。

除了心脏相关的应用外,^{201}Tl 也可以用于甲状腺疾病、肝脏疾病和某些恶性肿瘤的诊断。其通过对不同组织吸收的对比分析,辅助医生判断病变的性质及程度,特别是在判断甲状腺结节的良恶性时。

^{201}TlCl(氯化铊)是一种放射性同位素化合物,常用于医学成像,尤其是在心脏核医学领域。^{201}Tl 心肌显像是一种非侵入性检查手段,通过 SPECT 成像用于评估缺血性心脏病和心脏功能。这种检查通过注射^{201}TlCl,利用其在正常心肌和缺血区的不同摄取特性,使医生能够进行心肌灌注的定量分析,帮助判断心肌是否存在缺血并评估心脏的整体健康状况。其药物作用主要依赖于其作为钾模拟物的特性。在生理情况下,钾是细胞内最重要的阳离子,主要负责细胞内的电位维持和细胞的许多生理功能。

^{201}Tl 通过主动转运机制进入心肌细胞和其他组织。心肌细胞对于钾的代谢和摄取有着较高的需求,因此^{201}Tl 能够有效地被这些细胞吸收。当^{201}Tl 进入心肌细胞后,它与细胞内的生物分子相互作用,导致特定的生化反应。^{201}Tl 的摄取也可以通过成像技术(如正电子发射计算机断层成像,PET)识别心肌损伤区域。这种机制使得^{201}Tl 在诊断和评估心脏疾病中具有较高价值。同时^{201}Tl 在肿瘤显像中也有着重要的应用。它可以帮助医生辨别恶性与良性肿瘤,也可用于癌症的转移检测。具体而言,^{201}Tl 能够高效地积聚在某些类型的肿瘤细胞中,通过放射性扫描清晰显示肿瘤的位置和扩散情况,从而指导治疗方案的制定。

另外,^{201}Tl 也具有一定的治疗潜力。研究表明,它可能通过释放辐射对肿瘤细胞产生破坏性作用,因此在放射性治疗方面也有一定的研究和应用。但其主要应用仍然集中在诊断方面,特别是在评估心脏血流和心肌功能中。

7.7 铋-213 类药物

铋-213(^{213}Bismuth,^{213}Bi)是铋元素的一种放射性同位素,广泛用于肿瘤治疗和医学成像领域。^{213}Bi 具有较短的半衰期(约为 46 min),能够同时发射 α 粒子和 γ 射线。这使其在靶向放射治疗方面显示出巨大潜力。由于其独特的放射性质,^{213}Bi 在靶向放射性核素治疗(TRNT)中成为越来越重要的选择,尤其是在治疗难以控制的血液系统肿瘤和某些实体肿瘤方面,^{213}Bi 的衰变和制备如图 7-8 所示。

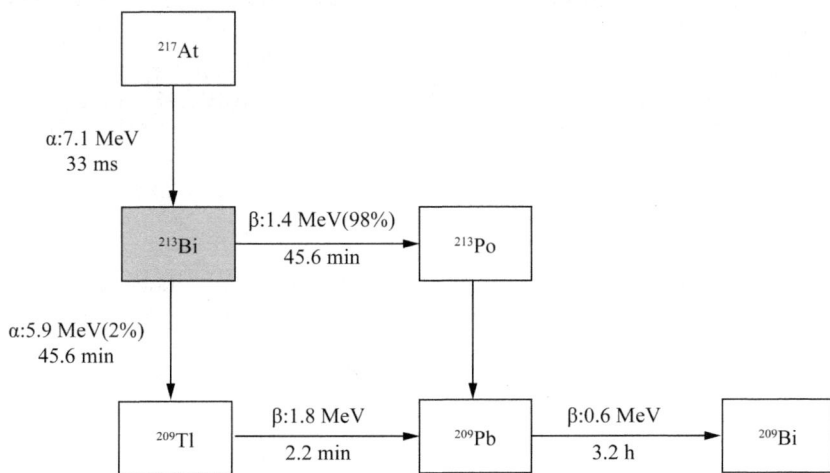

图 7-8 ^{213}Bi 的衰变和制备路径

7.7.1 ^{213}Bi 类药物的螯合剂

当放射性金属用于靶向放射性核素治疗时,需要具有额外反应性官能团的螯合剂。该部分也称为双功能螯合剂,保证与载体分子的共价连接并形成稳定的放射性金属络合物。

由于抗体载体的出现,具有快速放射性金属离子配位动力学、高体内稳定性和动力学惰性的无环螯合剂的发现已成为 TRNT 的必要条件。图 7-9 所示为有望用于^{213}Bi 的双功能的螯合剂的结构式。

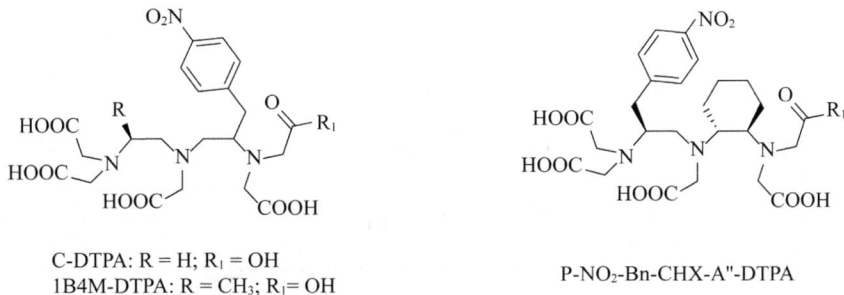

C-DTPA: R = H; R$_1$ = OH
1B4M-DTPA: R = CH$_3$; R$_1$= OH

P-NO$_2$-Bn-CHX-A"-DTPA

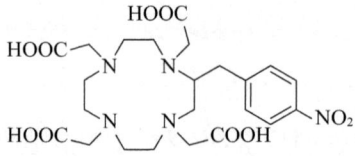

DOTA-N

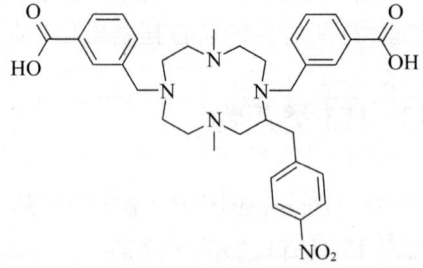

C-Me-DO2PA

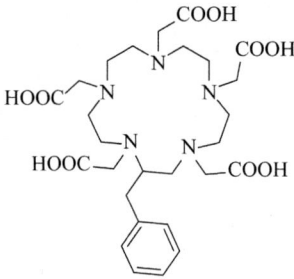

PEPA

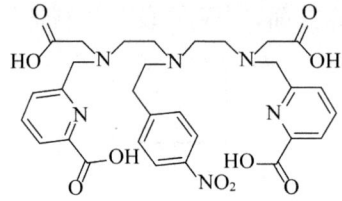

H₄neunpa

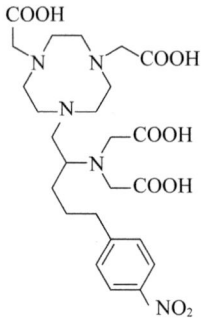

3p-C-NETA

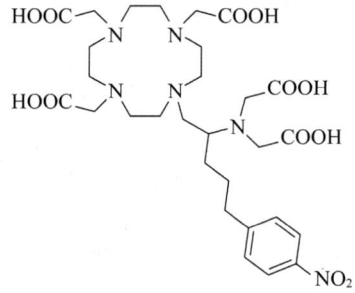

3p-C-DEPA

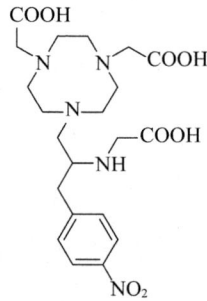

C-NE3TA

图 7-9　用于²¹³Bi 的双功能螯合剂的结构式

图 7-10 为几种^{213}Bi 与不同的螯合剂(CA)形成的有效复合物,处于临床前研究阶段,显著提高了相应螯合物的稳定性。

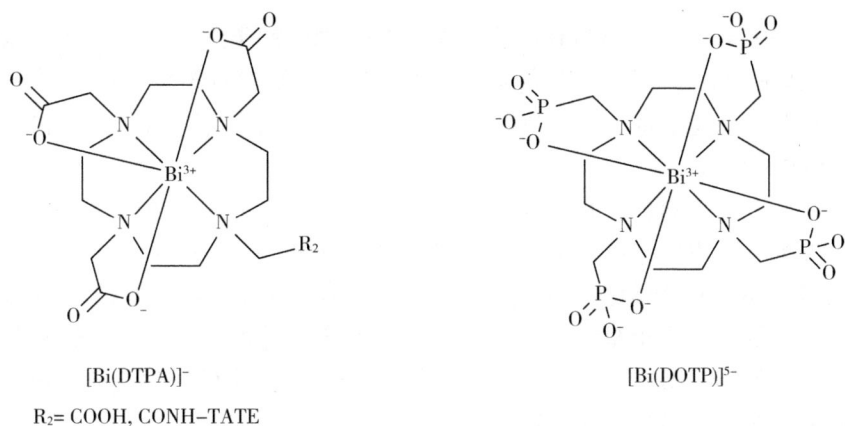

[Bi(DTPA)]$^-$

R$_2$= COOH, CONH–TATE

[Bi(DOTP)]$^{5-}$

图 7-10 ^{213}**Bi 的几种临床前研究的螯合物**

7.7.2 ^{213}Bi 类药物的临床应用

^{213}Bi 的临床应用主要依赖其与单克隆抗体结合,形成靶向药物;也可以选择好的螯合剂与^{213}Bi 作放射性药物(表 7-5 所示为^{213}Bi 的一些用于临床研究的标记配体药物)。基于放射性金属的放射性药物的一个基本和关键成分是螯合剂,螯合剂是将放射性金属离子结合在稳定的配位复合物中的配体,以便它可以在体内正确地定向到其分子靶标。这一过程不仅提高了放射性药物对肿瘤细胞的选择性,还显著减少了对健康组织的损伤。

表 7-5 ^{213}**Bi 的部分用于临床研究的标记配体药物**

药物名称	癌症类型
^{213}Bi – anti – CD33 – mAb	白血病
^{213}Bi – anti – MCSP – mAb	黑色素瘤
^{213}Bi – Substance P	神经胶质瘤
^{213}Bi – anti – EGFR – mAb	膀胱癌
^{213}Bi – PSMA – 617	转移性去势抵抗性前列腺癌

在临床应用中,利用^{213}Bi 与单克隆抗体结合形成的药物(如 anti – CD33 抗体)已进入多项研究项目,研究人员能够实现精准的肿瘤定位与治疗。作为放射性药物,^{213}Bi 药物在多发性骨髓瘤和慢性淋巴细胞白血病等血液肿瘤患者的治疗中表现出令人振奋的结果。例如,HuM195 是一种人源化抗 CD33 单克隆抗体,特异性靶向髓系白血病细胞,对微小疾病具有活性。此外,临床试验表明,患者在接受^{213}Bi 治疗后,肿瘤细胞的缩小率达到了70%以上,且副作用相对较轻。更为重要的是,与传统化疗手段相比,^{213}Bi 治疗带来的复发率明显降低,为患者提供了更为持久的治疗效果。

7.8 镭-223 类药物

镭-223(^{223}Radium,^{223}Ra)与其他放射性元素(如锶-89 和钐-153)不同,^{223}Ra 的半衰期为 11.4 d,其显示出高生物效率,这主要是由于其较短的穿透范围。这些特征可能会减少骨髓毒性并限制过度暴露。^{223}Ra 已通过美国食品药品监督管理局(FDA)和欧洲药品管理局(EMA)的验证。

核素治疗是近年肿瘤治疗的研究热点,^{223}Ra 作为全球首个发射 α 粒子的放射性药物,自经 FDA 批准上市以来已成为核素治疗的代表药物之一。

二氯化镭(^{223}RaCl$_2$)注射液(Xofigo,多菲戈)最早在 2013 年 5 月 15 日获得 FDA 批准,是 FDA 批准的第一个也是唯一一个 α 粒子放射治疗药物,专门用于治疗骨转移性去势抵抗性前列腺癌(mCRPC)。其通过发射高能 α 粒子直接作用于癌细胞以抑制其生长,并显著改善患者的生存期和生活质量。

自批准上市以来,^{223}Ra 的使用逐渐普及。临床数据显示,使用^{223}Ra 治疗的患者比使用安慰剂的患者在生存率和发生症状性骨骼事件的时间上有显著改善。

^{223}Ra 药的作用机制主要基于 α 粒子的放射性特性。通过模拟钙离子,^{223}Ra 能够选择性地与骨骼中的羟基磷灰石结合,尤其是在骨转移活跃的区域。^{223}Ra 发射的 α 粒子具有非常短的有效射程,通常不会超过 100 μm,这意味着它可以在非常小的范围内产生强效的细胞毒效应。α 粒子通过引起肿瘤细胞中的双链 DNA 断裂,导致细胞死亡,而周围正常组织受到的影响则最小化,进而减少了不良反应的发生。

此外,^{223}Ra 与其他疗法(如化疗和激素治疗)联合使用也开始受到关注,相关研究表明这种联合方法可能进一步提升疗效。

7.9 锕-225 类药物

锕-225(^{225}Actinium,^{225}Ac)半衰期较长(10 d),是重要的医用 α 核素之一,图 7-11 所示为^{225}Ac 的衰变和制备过程。^{225}Ac 衰变产生的高传能线密度 α 粒子可以导致肿瘤细胞的 DNA 双链断裂,且^{225}Ac 能与一些具有靶向功能的螯合剂配体偶联,或者与特异性膜抗原(PSMA)-617 等结合,从而具有重要的临床应用价值。

(1)^{225}Ac 与配体偶联的螯合剂

由于必须将^{225}Ac 与靶向配体结合以发挥其靶向治疗效果,因此关键在于选择适当的螯合剂来连接^{225}Ac 和配体,以确保药物在体内的稳定性。这是开发^{225}Ac 放射性药物的基本前提之一,图 7-12 为^{225}Ac 常用螯合剂的结构。双功能螯合剂已在多种金属放射性同位素的研究中成功应用,显示出其在此领域的重要实用价值。

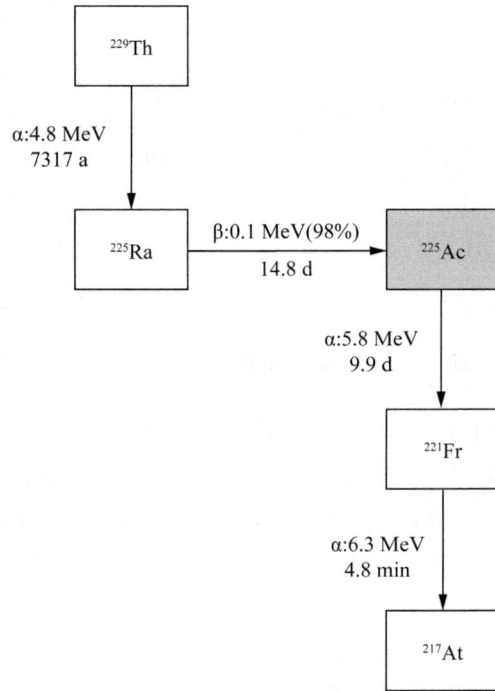

图 7-11　^{225}Ac 的衰变和制备过程

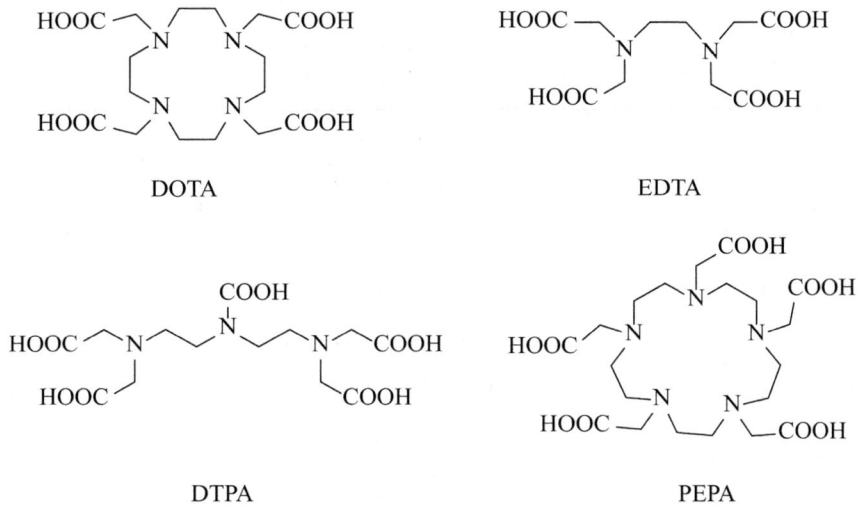

DOTA

EDTA

DTPA

PEPA

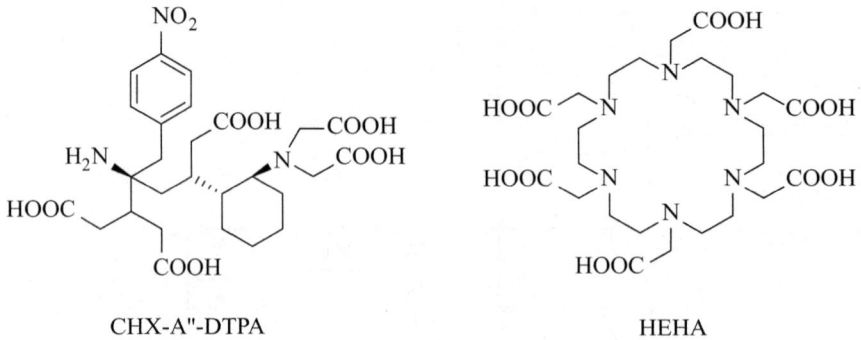

图 7-12 ^{225}Ac 常用螯合剂的结构示意图

先前的研究表明,EDTA、DTPA 和 CHX-A"-DTPA 在与^{225}Ac 配位时表现出不稳定性。DOTA 是一种十二元四氮杂环配体,对金属同位素有很高的亲和力,与^{225}Ac 配位时展现出良好的稳定性。^{225}Ac-DOTA-VLA-4 和 DOTA-HUM195(抗 CD33)等基于 DOTA 的^{225}Ac 放射性药物显示出很好的治疗潜力。因此,DOTA 作为^{225}Ac 的配位剂在其应用中将继续发挥其关键作用。

(2)^{225}Ac 药物在肿瘤治疗中的应用

表 7-6 列出了一些在临床上有试验的^{225}Ac 药物。其中 PSMA-617 是已经被证明能有效与 PSMA(前列腺特异性膜抗原)特异性结合的靶向配体,与前列腺癌的结合能力强,且肾脏摄取较少。因而^{225}Ac-PSMA-617 对晚期转移去势抵抗性前列腺癌患者显示出良好的治疗效果。

表 7-6 ^{225}Ac 的部分用于临床研究的放射性药物

放射性药物类型	肿瘤类型	研究阶段
^{225}Ac - PSMA - 617	转移性去势抵抗性前列腺癌	II 期临床试验
^{225}Ac - hK2/J591	前列腺癌	I / II 期临床试验
^{225}Ac-DOTA-TATE/DOTATOC	神经内分泌肿瘤	临床研究
^{225}Ac-lintuzumab	急性髓系白血病多发性骨髓瘤	II 期临床试验临床研究
^{225}Ac-DOTA-daratumumab	复发/难治性多发性骨髓瘤	II 期临床试验
^{225}Ac-DOTA-Substance P	胶质母细胞瘤	II 期临床试验
^{225}Ac-DOTA-MSA	晚期结直肠癌	I 期临床试验

研究表明,^{225}Ac-DOTA-Substance P 对人类胶质母细胞瘤细胞及其干细胞具有显著作用。结果表明,该复合物能够诱导细胞经历晚期凋亡和 G2/M 期阻滞。此外,增加药物剂量和延长暴露时间进一步加剧了 S 期阻滞现象。^{225}Ac-DOTA-Substance P 通过抑制胶质母细胞瘤细胞的活力和细胞周期,展示了其作为治疗胶质母细胞瘤的潜力。

由于^{225}Ac 在输送到肺癌组织方面表现出高效性,针对肺神经内分泌肿瘤(NETs),这些肿瘤主要源自神经内分泌细胞,其细胞中广泛表达生长抑素受体 2(SSTR2)。研究表明，^{225}Ac-DOTA-TATE 作为一种新型治疗策略，展现出在治疗肺神经内分泌肿瘤中的潜在临床应用价值。

^{225}Ac 一方面可以通过与特定的靶分子（如前列腺特异性膜抗原 PSMA）结合，形成标记的放射性药物。PSMA 在前列腺癌细胞中高度表达，使得^{225}Ac 能精确靶向肿瘤细胞。结合后，^{225}Ac 的 α 粒子射线能够以极短的距离（$<100~\mu m$）剧烈影响其附近细胞，从而有效破坏肿瘤细胞的 DNA，造成双链断裂，导致细胞死亡。这种短程射线的能量沉积效应使得^{225}Ac 在靶向治疗时相对安全，不会对周围的健康细胞造成太大影响。

除了 PSMA 以外，^{225}Ac 也可以与其他靶点结合，例如成纤维细胞活化蛋白（FAP），用于治疗不同类型的癌症，包括胰腺癌和黑色素瘤。这种多样性使得^{225}Ac 治疗在不同癌症类型中展现出良好的前景。

7.10　放射性金属药物的作用机理

放射性金属药物的作用机理主要分为两个方面。一方面是与其衰变过程中释放的射线密切相关。这些药物通常包含特定的放射性同位素，这些同位素能够通过核反应自然衰变，并在此过程中释放出 α、β 粒子或 γ 射线。每种类型的射线与物质相互作用的机理各不相同，在治疗和成像上具有不同的应用效果。

α 粒子具有高能量和较短的穿透深度，主要用于近距离治疗，例如^{213}Bi、^{223}Ra、^{225}Ac 等放射性金属药物。这是因为 α 粒子在与细胞或组织相互作用时，可以引起细胞核 DNA 的直接破坏，从而导致细胞死亡；β 粒子能够更深入地穿透组织，适合用于较大范围的治疗，其相对较低的能量损失方式使其在治疗过程中对周围正常组织的影响较小，例如^{89}Sr、^{90}Y、^{153}Sm、^{161}Tb、^{177}Lu 等放射性金属药物。此外，像^{99}Tc 与^{99m}Tc、^{201}Tl 等放射性金属药物在衰变后产生的 γ 射线常用于医学成像，其强穿透能力使得医生在进行如 PET 或 SPECT 扫描时，可以清晰地观察到体内器官的功能和状态。通过控制放射性药物的给药剂量与射线种类，能在保证最大治疗效果的同时，尽量减少对患者身体的副作用。

另一方面是依赖于其放射性同位素的特性，即放射性药物通常是由放射性同位素与特定的分子试剂结合而成，能够定位至特定的组织或器官，直接作用于肿瘤或病变组织，利用射线的杀伤效应来抑制或摧毁癌细胞，以实现治疗目的。

这种通过放射性衰变释放的射线以及与特异性分子结合实现靶向作用于病变组织的机制，使得放射性金属药物在癌症等疾病的治疗中展现出独特且高效的疗效。

7.11　放射性金属药物的展望

放射性金属药物是新型治疗手段的重要组成部分，其在肿瘤靶向治疗领域展现出巨大的潜力。近年来，放射性药物研发取得了显著进展，尤其是在使用 α 和 β 粒子进行靶向治疗方面，因其能够有效靶向肿瘤细胞而受到广泛关注。放射性金属药物的核心理念在于通过将放射性核素与靶向配体结合，从而实现对癌细胞的有效打击，同时最大程度减少对周围健康细胞的伤害。这种方法提供了一种新颖的肿瘤治疗模式，尤其是在传统治疗如化疗和放疗效果不佳的情况下具有重要的临床意义。

在未来的发展中,放射性药物的研究面临一些挑战和机遇。首先,核素的生产和供应短缺依然是限制其广泛应用的一大瓶颈。在这方面,探索更高效的生产途径和新的放射性核素的开发显得尤为重要。其次,靶向配体的选择及其与放射性金属的结合效率也将显著影响治疗效果。此外,提高放射性药物的生物兼容性和降低潜在的副作用,也是未来研究的重点方向。

参考文献

[1] 韦丽雅,许婧菲,于江,等. 放射性金属核素螯合剂标记化学的研究应用进展[J]. 核技术,2025,48(6):49-64.

[2] 刘嘉月,郭晓轶,朱华,等. 放射性核素治疗药物的临床研究进展[J]. 药学进展,2024,48(3):186-198.

[3] 陈俏潼,方晨. 放射性核素在碘难治性甲状腺癌诊疗一体化中的应用[J]. 国际医学放射学杂志,2025,48(3):349-353,358.

[4] 付钦卿,袁钦诗,杨夏欣. 放射性核素氯化锶(^{89}Sr)联合唑来膦酸对原发性肝癌骨转移的疗效及安全性[J]. 肝脏,2025,30(2):222-225.

[5] Teiluf K,Seidl C,Blechert B,et al. α-Radioimmunotherapy with ^{213}Bi-anti-CD38immunoconjugates is effective in a mouse model of human multiple myeloma[J]. Oncotarget,2015,6(7):4692-4703.

[6] Ahenkorah S,Cassells I,Deroose C M,et al. Bismuth-213 for targeted radionuclide therapy:From atom to bedside[J]. Pharmaceutics,2021,13(5):599.

[7] Horváth D,Vágner A,Szikra D,et al. Boosting bismuth(III) complexation for targeted α-therapy (TAT) applications with the mesocyclic chelating agent AAZTA[J]. Angewandte Chemie International Edition,2022,61(43):e202207120.

[8] 王峰业,钱立新,徐兆强,等. 放射性核素^{89}Sr治疗前列腺癌骨转移疼痛的临床研究[J]. 临床泌尿外科杂志,2006,21(1):7-9.

[9] 王庆祝,韩星敏,刘保平. 89锶治疗乳腺癌转移性骨痛临床观察[J]. 医药论坛杂志,2009,30(14):17-18.

[10] 杨健. 唑来膦酸注射液联合放射性药物^{89}SrCl$_2$治疗肺癌骨肿瘤的临床效果[J]. 临床合理用药杂志,2020,13(26):82-83.

[11] Gallicchio R,Mastrangelo P A,Nardelli A,et al. Radium-223 for the treatment of bone metastases in castration-resistant prostate cancer:When and why[J]. Tumori,2019,105(5):367-377.

[12] Nilsson S,Larsen R H,Fossaˇ S D,et al. First clinical experience with α-emitting Radium-223 in the treatment of skeletal metastases[J]. Clinical Cancer Research,2005,11(12):4451-4459.

[13] 苗煜杰,刘川楹,齐久全,等. 医用同位素^{177}Lu的辐照生产、分离纯化、螯合标

记及临床应用[J]. 科学通报，2024，69(23)：3383-3403.

[14] 杨宇川，阚文涛，杨夏，等. ^{177}Lu 放射性治疗药物研究新进展[J]. 同位素，2022，35(3)：164-178.

[15] 冯婷婷，成伟华，王斌，等. ^{177}Lu 标记放射性药物临床研究进展[J]. 标记免疫分析与临床，2018，25(11)：1750-1756.

[16] 李涛，王志鑫. 钇 90 放射微球与抗肿瘤药物治疗肝癌的临床进展[J]. 临床医学进展，2024(2)：2528-2534.

[17] 柳佳娣，徐度玲，李鸿岩，等. 用于恶性肿瘤治疗的^{225}Ac 放射性药物的研究现状与展望[J]. 核化学与放射化学，2024，46(1)：46-53.

[18] 刘秋霞，邱琳，张小玲，等. ^{225}Ac-DOTATATE 治疗神经内分泌肿瘤的护理实践与效果分析[J]. 西南医科大学学报，2025，48(4)：381-384，420.

[19] 李鹏，尹晶晶，周文华，等. ^{161}Tb 标记放射性药物的研究进展[J]. 同位素，2022，35(6)：550-557，I0006.

[20] 陈正国，杨夏，肖力铭，等. ^{161}Tb-PSMA 放射性配体治疗前列腺癌研究进展[J]. 同位素，2024，37(5)：500-506.

[21] 王翰，曾永龙，谭秀娟，等. 锝[^{99}Tc]亚甲基二膦酸盐在大鼠体内药动学参数的测定[J]. 华西药学杂志，2022，37(6)：664-666.

[22] 孙钰林，徐晓敏，高菲，等. ^{99}Tcm-硫胶体在乳腺癌前哨淋巴结活检中应用价值的 Meta 分析[J]. 标记免疫分析与临床，2024，31(11)：1987-1996.

[23] 徐泉凤，肖建军. 153Sm-EDTMP 治疗转移性骨痛的临床观察[J]. 皖南医学院学报，2001，20(3)：189.

[24] 王雪霁，刘医辉，李海霞，等. ^{99m}Tc-MIBI SPECT/CT 门控心肌血流灌注显像在乳腺癌术后放疗致放射性心脏损伤诊断中的应用价值[J]. 宁夏医学杂志，2024，46(7)：568-572.

[25] Miranda V M. Medicinal inorganic chemistry：An updated review on the status of metallodrugs and prominent metallodrug candidates[J]. Reviews in Inorganic Chemistry，2022，42(1)：29-52.

[26] 詹昕，左媛. 多巴酚丁胺负荷超声心动图与铊-201 SPECT 对冠心病的诊断价值研究[J]. 全科医学临床与教育，2020，18(7)：588-591.

第 8 章

气体小分子药物

气体小分子药物是指那些以气态形式存在并在生物体内发挥药理作用的小分子化合物。这些气体小分子在人体内具有多种生物活性,能够参与和调控多种生理和病理过程。由于其独特的物理化学性质和生物活性,气体小分子药物在现代医学中展现出广阔的应用前景。本章探讨了一些气体小分子(如一氧化氮、一氧化碳、硫化氢和氧气)的生物活性、作用机制、临床应用及其在疾病治疗中的潜力。此外,还讨论了气体小分子药物的安全性、副作用及未来发展方向。

8.1 气体小分子的生物活性

气体小分子药物在人体内具有多种生物活性,能够参与和调控多种生理和病理过程(表 8-1)。一氧化氮(NO)是一种重要的信号分子,在血管舒张、神经传递和免疫反应中发挥关键作用。一氧化碳(CO)虽然传统上被视为有毒气体,但近年来的研究表明,低浓度的 CO 具有抗炎、抗凋亡和细胞保护作用。硫化氢(H_2S)是另一种重要的气体信号分子,参与调节血管张力、炎症反应和细胞代谢。氧气(O_2)则是维持生命活动的基本气体,其在不同浓度下的应用在临床治疗中具有重要意义。

一氧化氮(NO)在生物体内的作用机制主要是通过激活鸟苷酸环化酶(sGC),增加细胞内环磷酸鸟苷(cGMP)的水平,从而引起血管平滑肌松弛和血管舒张。此外,NO 还参与免疫调节,低浓度的 NO 可以抑制炎症反应,而高浓度的 NO 则具有杀菌和抗肿瘤作用。NO 的抗氧化作用也备受关注,它能够与超氧化物反应,生成过氧亚硝酸根离子($ONOO^-$),从而调节氧化应激水平。

一氧化碳(CO)在人体内主要由血红素氧合酶(HO)催化血红素降解产生,参与调节炎症、细胞凋亡和氧化应激等过程。CO 的主要作用机制是通过与血红素蛋白结合,调节其功能。例如,CO 与 sGC 结合可增加 cGMP 水平,引起血管舒张;与线粒体细胞色素 c 氧化酶结合可调节细胞代谢和能量产生。此外,CO 还具有抗炎和抗凋亡作用,能够抑制炎症介质的释放和细胞凋亡信号通路。

硫化氢(H_2S)在人体内主要由胱硫醚-γ-裂解酶(CSE)、胱硫醚-β-合成酶(CBS)和 3-巯基丙酮酸硫转移酶(3-MST)催化产生,参与调节血管张力、炎症反应和细胞代谢。H_2S 的主要作用机制是通过与蛋白质中的硫醇基团反应,形成硫醇化修饰,从而调节其功能。例如,H_2S 可以硫醇化 KATP 通道,引起血管平滑肌松弛和血管舒张;硫醇化 NF-κB 可以抑制炎症介质的释放。此外,H_2S 还具有抗氧化和抗凋亡作用,能够清除自由基和抑制细胞凋亡信号通路。

氧气(O_2)是维持生命活动的基本气体,其生物活性主要体现在作为电子受体的作用,参与线粒体氧化磷酸化过程,生成 ATP,为细胞提供能量。此外,高浓度 O_2 能够促进血管生成和胶原蛋白合成,加速伤口愈合。O_2 还通过调节巨噬细胞和淋巴细胞的活性,影响免疫反应。

表 8-1 气体小分子的生物活性与作用机制

气体	生物活性	作用机制
一氧化氮	血管舒张、免疫调节、抗氧化	激活 sGC,增加 cGMP 水平;与超氧化物反应生成 ONOO$^-$
一氧化碳	抗炎、抗凋亡、细胞保护	抑制 NF-κB 信号通路;抑制 mPTP 开放;激活 sGC 和钾通道
硫化氢	代谢调节、抗氧化、神经保护	硫醇化修饰蛋白质;清除自由基;调节 NMDA 受体和钙离子通道
氧气	细胞呼吸、组织修复、免疫调节	作为电子受体参与氧化磷酸化;促进血管生成和胶原蛋白合成;调节巨噬细胞和淋巴细胞活性

8.2 一氧化氮

一氧化氮(NO)是一种无色无味的气体,具有高度的脂溶性,能够快速扩散通过细胞膜。NO 在人体内由一氧化氮合酶(NOS)催化 L-精氨酸生成,参与多种生理过程。NO 的主要作用机制是通过激活鸟苷酸环化酶(sGC),增加细胞内环磷酸鸟苷(cGMP)的水平,从而引起血管平滑肌松弛和血管舒张。

在临床应用方面,NO 主要用于治疗肺动脉高压和急性呼吸窘迫综合征(ARDS)。吸入 NO 可以选择性扩张肺动脉,降低肺动脉压力,而不影响体循环血压。此外,NO 还具有抗血小板聚集和抗炎作用,有助于改善微循环和减轻炎症反应。在新生儿持续性肺动脉高压(PPHN)的治疗中,NO 吸入治疗显著提高了患儿的存活率(表 8-2)。

然而,NO 的应用也存在一定的局限性和副作用。高浓度的 NO 可引起毒性反应,如高铁血红蛋白血症和肺损伤。因此,NO 的临床应用需要精确控制浓度和给药时间,以确保其安全性和有效性。

8.3 一氧化碳

一氧化碳(CO)是一种无色无味的气体,传统上被视为有毒气体,因其与血红蛋白的高亲和力而阻碍氧气的运输。然而,近年来的研究表明,低浓度的 CO 具有多种生物活性和治疗潜力。CO 在人体内主要由血红素氧合酶(HO)催化血红素降解产生,参与调节炎症、细胞凋亡和氧化应激等过程。

CO 的主要作用机制是通过与血红素蛋白结合,调节其功能。例如,CO 与 sGC 结合可增加 cGMP 水平,引起血管舒张;与线粒体细胞色素 c 氧化酶结合可调节细胞代谢和能量的产生。此外,CO 还具有抗炎和抗凋亡作用,能够抑制炎症介质的释放和细胞凋亡信号通路。

在临床应用方面,CO 主要用于治疗炎症性疾病、器官移植和缺血再灌注损伤。例如,吸入低浓度 CO 可以减轻急性肺损伤和炎症性肠病的症状,改善器官移植后的存活率。此外,CO 释放分子(CORMs)的开发为 CO 的靶向给药提供了新的途径,提高了其临床应用的安全性和有效性(表 8-2)。

然而，CO 的应用也存在一定的局限性和副作用。高浓度的 CO 可引起中毒反应，如头痛、头晕和意识丧失。因此，CO 的临床应用需要严格控制浓度和给药时间，以确保其安全性和有效性。

8.4　硫化氢

硫化氢（H_2S）是一种无色、具有臭鸡蛋气味的气体，传统上被视为有毒气体。然而，近年来的研究表明，H_2S 在人体内具有重要的生理和病理作用。H_2S 在人体内主要由胱硫醚-γ-裂解酶（CSE）、胱硫醚-β-合成酶（CBS）和 3-巯基丙酮酸硫转移酶（3-MST）催化产生，参与调节血管张力、炎症反应和细胞代谢。

H_2S 的主要作用机制是通过与蛋白质中的硫醇基团反应，形成硫醇化修饰，从而调节其功能。例如，H_2S 可以硫醇化 KATP 通道，引起血管平滑肌松弛和血管舒张；硫醇化 NF-κB 可以抑制炎症介质的释放。此外，H_2S 还具有抗氧化和抗凋亡作用，能够清除自由基和抑制细胞凋亡信号通路。

在临床应用方面，H_2S 主要用于治疗心血管疾病、炎症性疾病和神经退行性疾病（表 8-2）。例如，吸入低浓度 H_2S 可以减轻心肌缺血再灌注损伤和炎症性肠病的症状，改善神经退行性疾病的病理过程。此外，H_2S 供体化合物（如 NaHS 和 GYY4137）的开发为 H_2S 的靶向给药提供了新的途径，提高了其临床应用的安全性和有效性。

然而，H_2S 的应用也存在一定的局限性和副作用。高浓度的 H_2S 可引起中毒反应，如呼吸困难、意识丧失和死亡。因此，H_2S 的临床应用需要严格控制浓度和给药时间，以确保其安全性和有效性。

8.5　氧气

氧气（O_2）是一种无色无味的气体，是维持生命活动的基本气体。氧气在人体内通过呼吸进入肺泡，与血红蛋白结合，运输到全身各组织和器官，参与细胞呼吸和能量代谢。氧气的生物活性主要体现在其作为电子受体参与线粒体氧化磷酸化过程，生成 ATP，为细胞提供能量。

在临床应用方面，氧气主要用于治疗缺氧性疾病和急救。例如，吸入高浓度氧气可以迅速纠正低氧血症，改善急性呼吸衰竭和心功能不全的症状。此外，高压氧治疗（HBOT）在治疗一氧化碳中毒、放射性组织损伤和慢性难愈性伤口等方面具有显著疗效（表 8-2）。

然而，氧气的应用也存在一定的局限性和副作用。长期吸入高浓度氧气可引起氧中毒，导致肺损伤和神经系统毒性。因此，氧气的临床应用需要根据患者的具体情况，精确控制浓度和给药时间，以确保其安全性和有效性。

表 8-2　气体小分子药物的临床应用

气体	临床应用	治疗疾病
一氧化氮	肺动脉高压、急性呼吸窘迫综合征（ARDS）、新生儿持续性肺动脉高压（PPHN）	选择性扩张肺动脉；改善通气血流比；提高 PPHN 患儿存活率
一氧化碳	器官移植、缺血再灌注损伤、炎症性肠病	抑制炎症和细胞凋亡；减轻缺血再灌注损伤；抑制 NF-κB 信号通路
硫化氢	心血管疾病、神经退行性疾病、糖尿病	扩张血管；抗氧化；改善胰岛素敏感性
氧气	慢性阻塞性肺疾病（COPD）、高压氧治疗（HBOT）、急救医学	改善 COPD 患者生活质量；治疗一氧化碳中毒和放射性损伤；纠正低氧血症

8.6　一氧化二氮

一氧化二氮（Nitrous Oxide），化学式为 N_2O，是一种无色、有甜味的气体。它在常温常压下稳定，具有麻醉性和一定的镇痛作用，是一种在临床中应用广泛的气体分子药物。一氧化二氮在 18 世纪末被发现，当时人们发现吸入这种气体后会产生欣快感和麻醉效果。在 19 世纪中叶，它开始被应用于牙科和外科手术中作为麻醉剂。患者在吸入混合有氧气和一氧化二氮的气体后，能够迅速进入轻度麻醉状态，减轻疼痛和焦虑感。

一氧化二氮常与其他麻醉药物联合使用，作为全麻的诱导和维持药物之一。它可以快速诱导患者进入麻醉状态，并提供一定的镇痛作用，减少其他麻醉药物的用量。在分娩过程中，一氧化二氮可以通过吸入给药的方式为产妇提供一定程度的镇痛效果，缓解分娩疼痛，同时不会对胎儿产生明显的不良影响。产妇可以根据自己的疼痛程度自主调节吸入气体的浓度和时间，具有较高的安全性和便利性。

一氧化二氮通过作用于中枢神经系统，主要是大脑和脊髓，产生麻醉和镇痛效果。其具体机制尚不完全清楚，但研究表明它可能与神经细胞膜上的受体相互作用，影响神经递质的释放和传递，从而抑制痛觉信号的传导。

在一般麻醉浓度下，一氧化二氮对心血管系统的抑制作用相对较弱，对大多数患者的心率、血压等循环参数影响不大。但在高浓度或长时间使用时，可能会引起一定程度的低血压，尤其是在有心血管疾病的患者中。一氧化二氮本身具有一定的呼吸兴奋作用，可以维持患者的自主呼吸。然而，当它与其他麻醉药物联合使用时，可能会产生一定的呼吸抑制效果，需要密切监测患者的呼吸功能。

采用一氧化二氮治疗后可能会出现头痛、头晕、嗜睡、意识模糊等神经系统不良反应。一般在停药后可自行缓解，严重时可给予对症治疗，如吸氧、维持血压等。个别患者可能出现皮疹等过敏反应，应立即停药并给予抗过敏治疗。

8.7　氢气

氢气（H_2）是一种无色、无味、无毒的气体，具有良好的生物相容性和安全性。在过去的几十年里,氢气作为一种潜在的治疗剂受到了越来越多的关注,被认为是一种新型的气体分子药物。氢气的医学研究始于 20 世纪 70 年代,当时科学家发现细菌在人体肠道内可以产生氢气,但直到 2007 年,日本学者发现吸入 2% 的氢气可以对脑缺血再灌注损伤产生治疗作用后,氢气作为药物的研究才得到了快速发展。

（1）氢气的药理学特性

抗氧化作用:氢气具有选择性抗氧化作用,能够中和体内过量的活性氧(ROS)和活性氮(RNS),如羟基自由基(·OH)和过氧亚硝酸根离子($ONOO^-$)。这些自由基在许多病理过程中起着重要作用,如炎症、缺血再灌注损伤等。氢气通过选择性清除这些有害自由基,减轻氧化应激损伤,保护细胞和组织免受损害。

抗炎作用:氢气可以通过调节炎症相关信号通路,如 NF-κB 信号通路,抑制炎症因子的产生和释放,从而减轻炎症反应。在多种炎症模型中,如类风湿性关节炎、炎症性肠病等,氢气显示出明显的抗炎效果。

（2）氢气的潜在临床应用

神经系统疾病:氢气在神经退行性疾病(如阿尔茨海默病、帕金森病等)、脑缺血再灌注损伤、脑外伤等神经系统疾病中具有潜在的治疗作用。它可以减轻氧化应激和炎症损伤,保护神经细胞,改善神经功能。

心血管疾病:在心肌缺血再灌注损伤、心肌梗死、高血压等心血管疾病中,氢气可以通过抗氧化、抗炎和保护线粒体功能等机制,减轻心肌损伤,改善心脏功能。

代谢性疾病:氢气对糖尿病、肥胖等代谢性疾病也显示出一定的治疗潜力。它可以改善胰岛素抵抗,降低血糖和血脂水平,减轻炎症反应,保护胰岛 β 细胞功能。

其他疾病:氢气还显示出在癌症辅助治疗、肾脏疾病、肝脏疾病等领域的应用前景。例如,在癌症治疗中,氢气可以减轻放化疗引起的副作用,提高患者的生活质量。

（3）氢气的给药方式

吸入氢气:通过呼吸机或特殊的面罩将氢气与氧气混合后供患者吸入,可以使氢气迅速进入血液循环,发挥作用。这种方法适用于一些需要快速起效的疾病,如急性缺血再灌注损伤等。

饮用氢水:将氢气溶解在水中制成氢水,患者通过饮用氢水可以摄取氢气。氢水的制备方法简单,便于患者长期服用,适用于多种慢性疾病的预防和治疗。

注射含氢生理盐水:将氢气溶解在生理盐水中制成含氢生理盐水,通过静脉注射或皮下注射等方式给药,可以使氢气快速进入体内,发挥治疗作用。这种方法适用于一些需要精确控制给药剂量和时间的情况。

富氢溶液局部注射和富氢贴剂:对于一些局部疾病,如关节炎、皮肤疾病等,可以采用富氢溶液局部注射或富氢贴剂等方式进行治疗,使氢气直接作用于病变部位,提高治疗效果。

氢气在体内代谢迅速,无蓄积性,具有良好的安全性。在目前的研究中,氢气未发现明显的不良反应。即使在高浓度吸入或长期使用的情况下,也未观察到严重的毒性作用。这使得氢气成为一种非常具有潜力的药物候选分子。

尽管氢气作为药物的研究取得了许多进展,但仍处于探索阶段。目前,关于氢气的作用机制、给药剂量、给药时间等方面的研究还不够深入,需要进一步开展临床试验和基础研究,以验证氢气的疗效和安全性,为氢气药物的开发和应用提供更充分的依据。

8.8 气体小分子药物的安全性及副作用

气体小分子药物虽然在治疗多种疾病中展现出巨大的潜力,但其安全性和副作用也不容忽视。

首先,气体小分子的浓度控制至关重要。高浓度的一氧化氮(NO)可能导致高铁血红蛋白血症,影响氧气的运输;过量的一氧化碳(CO)会引起中毒反应,甚至危及生命;高浓度的硫化氢(H_2S)具有强烈的毒性,可能导致呼吸衰竭和死亡;长期吸入高浓度氧气(O_2)则可能引发氧中毒,造成肺损伤和神经系统损害(表 8-3)。

其次,气体小分子的给药方式和时间也需要精确控制。例如,NO 和 CO 的吸入治疗需要在严密监控下进行,以避免浓度过高或过低。H_2S 的供体化合物虽然提供了更安全的给药途径,但其释放速率和稳定性仍需进一步优化。氧气的应用则需要根据患者的具体情况,调整吸入浓度和时间,以避免氧中毒的发生。

此外,气体小分子药物的长期使用可能引发耐受性和依赖性。例如,长期使用 NO 可能导致 sGC 的脱敏,降低其治疗效果;长期吸入 CO 可能影响血红蛋白的正常功能,导致慢性中毒。因此,气体小分子药物的临床应用需要在严格的安全监控下进行,以确保其疗效和安全性。

表 8-3 气体小分子药物的安全性及副作用

气体	潜在副作用	安全措施
一氧化氮	高铁血红蛋白血症、肺损伤、毒性代谢产物	控制吸入浓度(通常低于 2×10^{-5});监测血氧饱和度
一氧化碳	急性中毒(头痛、头晕、意识丧失)、慢性毒性	控制吸入浓度(通常低 2.5×10^{-4});监测 COHb 水平
硫化氢	急性毒性(呼吸衰竭)、慢性毒性(神经损伤)	控制吸入浓度;优化 H_2S 供体化合物的释放速率
氧气	氧中毒(肺损伤、神经系统毒性)、自由基生成	根据患者情况调整氧浓度;避免长期高浓度氧疗

8.9 气体小分子药物的展望

气体小分子药物在医学领域的应用前景广阔,未来的研究方向主要集中在以下几个方面:

首先,新型气体小分子的发现与开发是一个重要方向。除了 NO、CO、H_2S 和 O_2,其他气体小分子如二氧化硫(SO_2)、氢气(H_2)和甲烷(CH_4)等也显示出潜在的生物活性和治疗价值。例如,SO_2 具有抗炎和抗氧化作用,可能用于治疗心血管疾病;H_2 通过选择性清除羟基自由基,显示出抗炎和神经保护作用;CH_4 在缺血再灌注损伤和炎症性疾病中具有潜在治疗价值。

其次,气体小分子供体化合物的开发是提高其临床应用安全性和有效性的关键。例如,NO 供体化合物如硝酸甘油和硝普钠已在临床广泛应用;CO 供体化合物如 CORM -

2 和 CORM－3 在实验研究中显示出良好的抗炎和细胞保护作用；H_2S 供体化合物如 NaHS 和 GYY4137 在治疗心血管疾病和炎症性疾病中具有潜力。未来的研究需要进一步优化这些供体化合物的释放速率和稳定性，以提高其临床应用的安全性和有效性。

此外，气体小分子药物的联合应用可能产生协同效应，提高治疗效果。例如，NO 与 CO 的联合应用在治疗肺动脉高压和急性呼吸窘迫综合征中显示出良好的效果；H_2S 与 O_2 的联合应用在治疗缺血再灌注损伤和炎症性疾病中具有潜力。未来的研究需要进一步探索气体小分子药物与其他治疗方法的联合应用，以提高其临床疗效。

最后，随着精准医疗的发展，气体小分子药物的个体化治疗将成为可能。通过基因检测和生物标志物分析，可以确定患者对气体小分子药物的敏感性和耐受性，从而制定个体化的治疗方案。未来的研究需要进一步探索气体小分子药物的精准医疗应用，以提高其疗效和安全性。

参考文献

［1］蔡康兴，史源．一氧化碳抗炎机制研究进展［J］．国际儿科学杂志，2015，42（5）：538-541．

［2］孙素群，许霖水．一氧化氮间接作用机制的研究进展［J］．生理科学进展，2002，33（2）：167-169．

［3］范精华，刘康，刘保林．NO 在炎症及免疫应答中的调节作用［J］．中外医疗，2009，28（25）：163，166．

［4］肖鹏，高洪，严玉霖，等．内源性一氧化碳研究进展［J］．动物医学进展，2009，30（5）：94-98．

［5］王晓丽，王兆亚，郭晓强，等．硫化氢及其相关药物的研究进展［J］．药学学报，2016，51（4）：507-516．

［6］中华医学会急诊医学分会，北京医学会急诊医学分会，北京医师协会急救医学专科医师分会，等．吸入一氧化氮治疗在急危重症中的临床应用专家共识［J］．中华急诊医学杂志，2024，33（7）：907-920．

［7］吴剑华，李彦霖，王一川，等．一氧化碳释放分子在基础医学中的应用［J］．临床与病理杂志，2020，40（11）：3010-3015．

［8］李甜甜，郭丽，张书虎．硫化氢及其外源性供体对心血管疾病治疗潜力的研究进展［J］．中华老年多器官疾病杂志，2020，19（5）：397-400．

［9］周昕，彭青，蒋琪霞．氧疗在慢性伤口护理中的研究进展［J］．实用临床医药杂志，2012，16（2）：103-104．

［10］解立新．高氧对呼吸危重症患者的危害及氧疗规范［J］．中华医学杂志，2017，97（20）：1529-1530．

［11］田宏．内源性二氧化硫的心血管效应［J］．中华实用儿科临床杂志，2013，28（1）：5-6．

第 9 章

中药中的无机药物

　　中药作为我国传统医学的瑰宝,其丰富的药物来源涵盖了植物、动物、矿物等多个方面。其中,无机药物以其独特的化学组成和生理活性,在中医药的发展历程中占据着重要地位。从古代的传统方剂到现代的临床应用,无机药物凭借其特殊的药理作用,对多种疾病的治疗发挥了显著作用。然而,随着现代医学对药物安全性和有效性要求的不断提高,深入研究中药中无机药物的化学成分、作用机制、临床应用及安全性,对于推动中医药的现代化进程具有重要意义。本章节详细介绍了中药中几种常见无机药物的化学成分、精确的药理作用机制、具体的临床应用案例,同时深入探讨了其安全性问题及潜在风险(表9-1)。此外,对中药中无机药物未来基于科学技术发展的研究方向进行了分析,旨在为合理应用中药中的无机药物提供科学依据,推动中医药在现代医学中的发展。

表 9-1　10 种中药中的无机药物的化学成分、药理作用、临床应用及安全性说明

名称	化学成分	药理作用	临床应用	安全性及副作用
朱砂	硫化汞(HgS),含微量游离汞、铁、锌、铅等	镇静安神:汞离子结合硫醇基团,影响神经递质代谢; 清热解毒:抑制炎症因子释放	心悸失眠、癫痫抽搐(安宫牛黄丸等); 高热惊厥、中毒性休克辅助治疗	汞中毒风险(神经损伤、肾损害),需严格控制剂量
雄黄	二硫化二砷(As_2S_2),含微量游离砷、铜、铅等	解毒杀虫:砷离子抑制微生物酶活性; 燥湿祛痰:调节水液代谢; 抗肿瘤:诱导细胞凋亡	皮肤病(疥疮、湿疹外用); 寄生虫感染(蛔虫病); 疟疾、肿瘤研究阶段	砷中毒(皮肤病变、肝损伤),避免长期使用
石膏	含水硫酸钙($CaSO_4 \cdot 2H_2O$),含微量钙、镁、铁等	清热泻火:钙离子调节神经兴奋性; 除烦止渴:调节水盐代谢	高热烦渴(白虎汤); 肺热咳嗽、糖尿病辅助治疗	高钙血症风险(恶心、肾损伤),慎用于肾功能不全者
芒硝	十水合硫酸钠($Na_2SO_4 \cdot 10H_2O$),含氯化钠、硫酸镁等杂质	泻热通便:渗透压升高促进肠道蠕动; 润燥软坚:调节微生物群及酶活性	实热便秘(大承气汤); 肠梗阻、腹水辅助治疗; 感染性疾病排毒	钠潴留(高血压)、腹泻过度(脱水),需监测电解质
硼砂	十水合四硼酸钠($Na_2B_4O_7 \cdot 10H_2O$),含氯化钠、碳酸钠等	清热解毒:硼抑制微生物代谢; 消肿止痛:调节神经敏感度	口腔溃疡(冰硼散); 咽喉炎、皮肤感染外用	硼中毒(神经损伤、肾衰竭),避免长期使用
明矾	十二水合硫酸铝钾[$KAl(SO_4)_2 \cdot 12H_2O$],含硫酸钾、硫酸铝等	收敛止血:铝离子凝固蛋白质; 解毒杀虫:络合重金属、抑制寄生虫生长	鼻出血、痔疮出血(配白及); 湿疹、疥疮外用	铝中毒(痴呆、肾损伤),慎用于儿童/孕妇
炉甘石	碳酸锌($ZnCO_3$),含氧化钙、氧化铁等	收湿止痒:吸附分泌物+抗菌; 解毒明目:锌调节抗氧化及组织修复	皮肤溃疡、湿疮(炉甘石洗剂); 目赤肿痛(配冰片、硼砂)	过敏反应(皮疹)、避免接触黏膜
自然铜	二硫化铁(FeS_2),含镍、砷、锑等	散瘀止痛:铁改善血液循环; 续筋接骨:促进成骨细胞增殖	跌打损伤(配乳香、没药); 骨折辅助治疗	砷/锑中毒(肝肾损伤),需规范炮制

续表

名称	化学成分	药理作用	临床应用	安全性及副作用
磁石	四氧化三铁(Fe_3O_4)，含锰、铝、钛等	镇惊安神：磁性调节神经电活动； 平肝潜阳：调节血压； 聪耳明目：改善耳眼循环	失眠惊悸（配朱砂、龙骨）； 高血压头晕（配石决明）； 耳鸣、肾虚气喘	金属蓄积毒性（铁过载），干扰心脏起搏器
轻粉	氯化亚汞(Hg_2Cl_2)，含汞单质、氯化汞等	攻毒杀虫：汞抑制微生物酶； 敛疮止痒：凝固蛋白质； 逐水通便：刺激肠道/肾脏	疥癣、梅毒（配硫黄、土茯苓）； 水肿胀满（配牵牛子）	剧毒：汞中毒（神经/肾衰竭），限用 0.1～0.2 g，孕妇禁用

9.1　朱砂

（1）化学成分

朱砂的主要成分是硫化汞（HgS），其晶体结构较为稳定，在常温常压下不易发生氧化或分解反应。但在自然界中，朱砂矿石往往并非纯净物，除了主要的硫化汞外，还含有极微量的游离汞以及其他杂质成分，如铁、锌、铅等金属元素的化合物。这些杂质的存在可能会对朱砂的药理活性和安全性产生一定的影响，因此在药用时需要对其含量进行严格控制和检测。

（2）药理作用

朱砂具有镇静安神、清热解毒的作用。其作用机制较为复杂，目前研究认为，朱砂中的汞离子（Hg^{2+}）能够与体内许多含巯基（—SH）的生物分子，如蛋白质、酶等发生特异性结合，形成稳定的汞硫醇化合物。这种结合会改变生物分子的空间结构和功能，进而影响细胞的正常生理活动。在神经系统方面，汞离子能够通过血脑屏障进入中枢神经系统，与神经细胞内的某些受体或离子通道相互作用，影响神经递质的合成、释放和代谢，从而调节神经细胞的兴奋性，产生镇静和抗惊厥效果。此外，朱砂的清热解毒作用可能与其对体内炎症反应的调节有关，通过抑制炎症细胞因子的产生和释放，减轻炎症反应对机体的损伤。

（3）临床应用

朱砂主要用于治疗心悸失眠、癫痫抽搐等症状。在治疗神经系统疾病方面，其镇静安神的作用效果显著。例如，在一些中医经典方剂中，如安宫牛黄丸、朱砂安神丸等，朱砂常与其他中药配伍使用，用于治疗癫痫发作和精神分裂症等精神性疾病。这些方剂中的朱砂能够调节患者的神经功能，缓解症状，提高患者的生活质量。此外，在临床上，朱砂还可用于治疗高热惊厥，通过抑制中枢神经系统的过度兴奋，控制惊厥发作；对于中毒性休克患者，在综合治疗的基础上，合理使用含有朱砂的方剂，有助于改善患者的病情，但需要密切监测其不良反应。

（4）安全性及副作用

由于朱砂的主要成分是硫化汞，虽然硫化汞本身的化学性质相对稳定，但在一定条件下（如胃酸环境、长期大量服用等），仍可能会释放出汞离子，导致汞中毒。汞中毒主要表现为神经系统损伤，如头晕、头痛、记忆力减退、失眠、震颤等，严重时可影响神经系统的正常功能,导致精神障碍。同时,汞还会对肾脏造成损害,影响肾脏的排泄功能,导致肾功能异常。因此,在使用朱砂时,必须严格控制剂量和疗程,遵循中医的用药原则,避免长期或过量使用,以确保用药安全。

9.2 雄黄

(1)化学成分

雄黄的主要成分是四硫化二砷(As_2S_2),其晶体结构具有一定的稳定性。然而,雄黄矿石中同样含有微量的游离砷以及其他杂质成分,如铜、铅、锌等金属元素的化合物。这些杂质的存在不仅会影响雄黄的纯度,还可能在一定程度上改变其药理作用和安全性。

(2)药理作用

雄黄具有解毒杀虫、燥湿祛痰的作用。其作用机制主要是基于砷元素的生物活性。砷离子(As^{3+}或As^{5+})能够与体内许多含硫醇基团的生物分子发生反应,形成稳定的砷硫醇化合物,从而干扰微生物的代谢过程。对于病原微生物,砷离子能够抑制其某些关键酶的活性,影响微生物的生长、繁殖和代谢,达到解毒杀虫的效果。此外,雄黄对某些肿瘤细胞也具有一定的选择性毒性作用,可能通过诱导肿瘤细胞凋亡、抑制肿瘤细胞的增殖和血管生成等机制发挥作用。在燥湿祛痰方面,雄黄可能通过调节体内的水液代谢和呼吸道黏膜的分泌功能,减轻痰湿症状。

(3)临床应用

雄黄主要用于治疗皮肤病、寄生虫感染等症状。在皮肤病的治疗中,其解毒杀虫的作用表现突出。例如,在治疗疥疮和湿疹时,雄黄常与硫黄等药物配伍使用,制成外用制剂,能够有效地杀灭疥虫和抑制皮肤炎症反应,缓解瘙痒等症状。在治疗寄生虫感染方面,雄黄可用于治疗肠道寄生虫病,如蛔虫病、蛲虫病等,通过抑制寄生虫的生长和繁殖,达到驱虫的目的。此外,在一些传统医学中,雄黄还被用于治疗疟疾,其抗疟作用可能与抑制疟原虫的生长和代谢有关。在肿瘤治疗方面,虽然雄黄对某些肿瘤细胞具有一定的抑制作用,但目前仍处于研究阶段,尚未广泛应用于临床。

(4)安全性及副作用

由于雄黄的主要成分是二硫化二砷,长期或过量使用可能导致砷中毒。砷中毒的症状较为复杂,主要表现为皮肤病变,如皮肤色素沉着、角化过度、皮肤癌等;同时,砷还会对肝脏造成损害,影响肝脏的解毒和代谢功能,导致肝功能异常。此外,砷中毒还可能影响神经系统、血液系统等多个器官和系统的功能。因此,在使用雄黄时,必须严格控制剂量和疗程,加强对患者的监测,避免砷中毒的发生。

9.3 石膏

(1)化学成分

石膏的主要成分是含水硫酸钙($CaSO_4 \cdot 2H_2O$),其晶体结构中含有结晶水,在加热等条件下,结晶水会逐渐失去。石膏中除了主要成分外,还含有微量的游离钙以及其他杂质成分,如镁、铁、铝等金属元素的化合物。这些杂质成分的含量虽然较低,但可能会对石膏的药理作用产生一定的影响。

（2）药理作用

石膏具有清热泻火、除烦止渴的作用。其作用机制与钙离子(Ca^{2+})的生理功能密切相关。钙离子在体内是重要的信号传导分子,能够与细胞内的钙离子通道蛋白结合,调节细胞内的钙离子浓度。当石膏进入体内后,释放出的钙离子可以与神经细胞膜上的钙离子通道结合,影响神经细胞的兴奋性,从而起到镇静、解热的作用。此外,钙离子还能够调节肌肉的收缩和舒张,缓解肌肉痉挛。在抗炎和抗过敏方面,石膏中的钙离子可能通过调节免疫细胞的功能,抑制炎症介质的释放,减轻炎症反应。同时,石膏还可能通过调节体内的水盐代谢,增加尿量,促进体内热量的排出,从而达到清热泻火的效果。

（3）临床应用

石膏主要用于治疗高热烦渴、肺热咳嗽等症状。在治疗热性疾病方面,其清热泻火的作用效果显著。例如,在中医经典方剂白虎汤中,石膏与知母配伍,用于治疗气分实热证,如肺炎、支气管炎等引起的高热、口渴、汗出等症状。石膏能够有效地降低体温,缓解患者的不适症状。此外,在治疗糖尿病时,石膏的清热泻火作用可用于改善患者的燥热症状;在高血压的辅助治疗中,石膏可通过调节体内的离子平衡和血管平滑肌的功能,起到一定的降压作用,但需要与其他药物联合使用,并在医生的指导下进行。

（4）安全性及副作用

虽然石膏的主要成分是含水硫酸钙,相对较为安全,但长期或过量使用可能导致钙离子代谢紊乱。当体内钙离子浓度过高时,可引起高钙血症,表现为恶心、呕吐、腹痛、心律失常等症状。同时,高钙血症还可能对肾脏造成损害,影响肾脏的排泄功能,导致肾功能异常。因此,在使用石膏时,应严格按照医嘱控制剂量和疗程,避免长期或大量使用,尤其是对于肾功能不全的患者,更应谨慎使用。

9.4　芒硝

（1）化学成分

芒硝的主要成分是十水合硫酸钠($Na_2SO_4 \cdot 10H_2O$),其晶体结构中水分子与硫酸钠以特定的化学键结合,赋予了芒硝相对稳定的化学性质,在常规的生理环境和储存条件下不易发生氧化或分解反应。然而,天然的芒硝矿通常并非纯净物,除了主要成分外,还含有微量的其他盐类杂质,如氯化钠($NaCl$)、硫酸镁($MgSO_4$)、氯化钙($CaCl_2$)等。这些杂质的存在不仅影响芒硝的纯度,还可能在一定程度上改变其物理化学性质,如溶解度、渗透压等,进而对其药理作用产生潜在影响。例如,氯化钠的存在可能会改变芒硝溶液的离子强度,影响其在肠道内的渗透压平衡;硫酸镁等杂质可能与硫酸钠发生离子交换或络合反应,影响芒硝在体内的代谢和吸收过程。

（2）药理作用

a. 泻热通便的作用机制:芒硝的泻热通便功效主要源于其独特的离子作用机制。当芒硝进入肠道后,在肠道内的水分环境中,十水合硫酸钠逐渐解离出钠离子(Na^+)和硫酸根离子(SO_4^{2-})。由于肠道黏膜对钠离子和硫酸根离子的吸收能力有限,大量的离子滞留在肠道内,导致肠道内的渗透压显著升高。根据渗透原理,水分会从肠道周围的组织和细胞中向肠道内转移,使肠道内的水分含量大幅增加,从而软化粪便,使其易于排出。同时,肠道内积聚的大量水分会刺激肠道壁上的机械感受器,引发肠道蠕动反射,增强肠道的蠕动频率和幅度,进一步促进粪便的推进和排出。此外,芒硝中的钠离子可能与肠道上皮细胞上的钠离子通道相互作用,调节细胞内的钠离子浓度,影响细胞的电生理活动和离子转运过程,从而间接影响肠道的蠕动功能。研究表明,适当浓度的钠离子可以激活肠道平滑肌细胞中的钙离子通道,使细胞内钙离子浓度升高,进而增强平滑肌的收缩力,促进肠道蠕动。

b. 润燥软坚的作用原理:芒硝的润燥软坚作用与其增加肠道内水分和调节肠道内环境的功能密切相关。一方面,如上文泻热通便机制所述,芒硝通过渗透压作用使肠道内水分增多,这不仅有助于软化坚硬的粪便,还能起到润滑肠道的作用,减少粪便与肠道壁之间的摩擦阻力,使粪便更容易通过肠道。另一方面,芒硝可能对肠道内的微生物群落和消化酶活性产生一定的调节作用。肠道内的微生物群落对维持肠道的正常功能至关重要,芒硝可能通过改变肠道内的渗透压和离子环境,影响微生物的生长和代谢,从而调节肠道的消化和吸收功能。此外,芒硝中的硫酸根离子可能参与调节肠道内某些消化酶的活性,促进食物的消化和吸收,进一步改善肠道的功能状态,达到润燥软坚的效果。

（3）临床应用

a. 消化系统疾病的治疗:芒硝在治疗便秘方面具有显著的疗效,尤其适用于实热积滞所致的便秘。在中医临床实践中,常将芒硝与大黄配伍使用,如经典方剂大承气汤。大黄具有泻下攻积、清热泻火的作用,与芒硝协同作用,能够增强泻下通便的效果,迅速缓解便秘症状,清除肠道内的积热和宿食。对于肠梗阻患者,芒硝的高渗作用可以减轻肠道水肿,促进肠道蠕动,有助于恢复肠道的通畅。在治疗腹水方面,芒硝可通过促进肠道排泄水分,减轻体内水钠潴留,从而缓解腹水症状。临床研究表明,在某些腹水患者中,合理使用芒硝与其他利水药物配伍的方剂,能够有效减少腹水的生成,改善患者的腹胀、呼吸困难等症状。

b. 感染性疾病的辅助治疗:虽然芒硝并非主要的抗感染药物,但在某些感染性疾病的治疗中,其泻热通便的作用可以帮助排出体内的毒素,减轻感染引起的全身症状。例如,在治疗痈肿疮毒等感染性疾病时,芒硝可外用,通过其高渗作用和清热泻火的功效,减轻局部炎症反应,促进脓液排出,缓解疼痛和肿胀。此外,在一些肠道感染性疾病中,芒硝的泻下作用可以加速肠道内病原体和毒素的排出,减少病原体在肠道内的停留时间,辅助抗生素等药物发挥更好的治疗效果。

（4）安全性及副作用

尽管芒硝在治疗某些疾病方面具有良好的疗效,但其长期或过量使用可能会带来一系列不良反应。由于芒硝的主要成分是硫酸钠,大量的钠离子进入体内可能导致钠离子代谢紊乱。当体内钠离子浓度过高时,会引起水钠潴留,导致血容量增加,从而升高血压,增加心脏和血管的负担。长期高钠血症还可能对肾脏造成损害,影响肾脏的正常排泄功能,导致肾功能减退。此外,芒硝的强力泻下作用如果控制不当,可能导致腹泻过度,引起脱水和电解质紊乱,如低钾血症、低钠血症等,这些电解质紊乱会进一步影响心脏、肌肉等器官和组织的正常功能。因此,在使用芒硝时,必须严格遵循医嘱,精确控制剂量和疗程,密切观察患者的反应,及时调整用药方案,以确保用药安全。对于肾功能不全、高血压等患者,更应谨慎使用芒硝,避免加重病情。

9.5　硼砂

（1）化学成分

硼砂的主要成分为十水合四硼酸钠（$Na_2B_4O_7 \cdot 10H_2O$）,其晶体结构中水分子与四硼酸钠紧密结合,使得硼砂在常温常压下化学性质相对稳定,不易被氧化或分解。然而,天然的硼砂矿石中通常含有微量的其他盐类杂质,如氯化钠、碳酸钠（Na_2CO_3）、硫酸钠（Na_2SO_4）等。这些杂质的存在可能会影响硼砂的纯度和化学性质,进而对其药理作用产生影响。例如,氯化钠的存在可能改变硼砂溶液的渗透压和离子强度,影响其在体内的分布和代谢;碳酸钠等碱性杂质可能与硼砂发生化学反应,改变其化学结构和活性。

（2）药理作用

a. 清热解毒的作用机制:硼砂的清热解毒作用与其含有的硼元素密切相关。硼元素在体内可以与多种生物分子相互作用,发挥抗菌、抗炎等多种药理活性。在抗菌方面,硼元素能够干扰病原微生物的代谢过程,抑制其生长和繁殖。研究发现,硼元素可以与微生物细胞膜上的某些蛋白质和脂质结合,改变细胞膜的通透性,导致细胞内物质外泄,从而抑制微生物的生长。此外,硼元素还可能影响微生物细胞内的酶活性,干扰其能量代谢和生物合成过程,进一步发挥抗菌作用。在抗炎方面,硼砂可以调节炎症细胞的活性和炎症介质的释放。它可能抑制炎症细胞如巨噬细胞、中性粒细胞等的活化,减少炎症介质如白细胞介素（IL）、肿瘤坏死因子（TNF）等的产生和释放,从而减轻炎症反应,缓解炎症引起的红肿、疼痛等症状。

b. 消肿止痛的作用原理:硼砂的消肿止痛作用可能是通过多种途径实现的。一方面,其抗菌抗炎作用可以减轻局部组织的炎症反应,减少炎症渗出液,从而缓解肿胀。当局部组织受到病原体感染或损伤时,会引发炎症反应,导致组织充血、水肿和疼痛。硼砂通过抑制炎症过程,能够减轻这些症状。另一方面,硼砂可能对神经末梢具有一定的调节作用,降低神经末梢的敏感性,从而减轻疼痛感觉。研究表明,硼元素可以影响神经细胞膜的离子通道和神经递质的释放,调节神经信号的传导,进而减轻疼痛。此外,硼砂还可能促进局部血液循环,加速炎症物质的清除和组织的修复,进一步缓解肿胀和疼痛。

（3）临床应用

a. 口腔和咽喉疾病的治疗:硼砂在治疗咽喉肿痛、口腔溃疡等口腔和咽喉疾病方面具有广泛的应用。在临床上,常将硼砂与冰片配伍,制成冰硼散等制剂。冰片具有清热止痛、防腐生肌的作用,与硼砂协同作用能够增强清热解毒、消肿止痛的效果。冰硼散可直接作用于病变部位,抑制口腔和咽喉黏膜上的病原微生物生长,减轻炎症反应,促进黏膜的修复。对于口腔溃疡患者,使用冰硼散可以缓解疼痛,加速溃疡愈合;对于咽喉炎患者,冰硼散可以减轻咽喉肿痛、咽干等症状。此外,硼砂还可用于治疗扁桃体炎、牙龈炎等疾病,通过局部用药或含漱等方式,发挥其抗菌抗炎的作用,改善病情。

b. 感染性疾病的辅助治疗:除了口腔和咽喉疾病,硼砂在某些感染性疾病的辅助治疗中也有一定的作用。例如,在治疗皮肤感染性疾病如疖、痈等时,硼砂可外用,制成溶液或软膏,涂抹于患处。其抗菌作用可以抑制感染部位的细菌生长,减轻炎症反应,促进伤口愈合。在一些呼吸道感染性疾病中,硼砂可作为辅助药物,通过调节呼吸道黏膜的免疫功能,减轻炎症反应,缓解咳嗽、咳痰等症状。然而,需要注意的是,硼砂在感染性疾病的治疗中通常作为辅助药物使用,不能替代主要的抗感染治疗措施。

（4）安全性及副作用

硼砂虽然具有一定的治疗作用,但长期或过量使用可能会导致硼中毒。硼中毒的症状较为复杂,主要表现为神经系统损伤和肾功能损害。在神经系统方面,硼中毒可引起头痛、头晕、嗜睡、抽搐等症状,严重时可导致昏迷和死亡。这是因为硼元素可以影响神经细胞的代谢和功能,干扰神经递质的合成和传递,导致神经系统功能紊乱。在肾功能损害方面,硼中毒可导致肾小管损伤,影响肾脏的排泄功能,出现蛋白尿、血尿等症状。长期硼中毒还可能导致肾脏纤维化,进一步加重肾功能损害。此外,硼中毒还可能对消化系统、血液系统等产生不良影响,如恶心、呕吐、贫血等。因此,在使用硼砂时,必须严格控制剂量和疗程,遵循医嘱,避免长期或过量使用。对于儿童、孕妇等特殊人群,应谨慎使用硼砂,以确保用药安全。

9.6 明矾

（1）化学成分

明矾的主要成分为十二水合硫酸铝钾[$KAl(SO_4)_2 \cdot 12H_2O$],其晶体结构中水分子与硫酸铝钾以特定的方式结合,使得明矾在常温下化学性质相对稳定,不易被氧化或分解。然而,天然的明矾矿石中或制备过程中可能会引入微量的其他盐类杂质,如硫酸钾(K_2SO_4)、硫酸铝[$Al_2(SO_4)_3$]、氯化钠等。这些杂质的存在可能会影响明矾的纯度和化学性质,进而对其药理作用产生一定的影响。例如,硫酸钾和硫酸铝的存在可能会改变明矾溶液中离子的浓度和比例,影响其收敛和抗菌等作用;氯化钠的存在可能会影响明矾的溶解度和渗透压,影响其在体内的分布和代谢。

（2）药理作用

a. 收敛止血的作用机制:明矾的收敛止血作用主要依赖于其中的铝离子(Al^{3+})。当明矾接触到出血部位时,铝离子会与组织中的蛋白质、多糖等生物大分子发生相互作用。铝离子具有较强的络合能力,能够与蛋白质中的羧基、氨基等基团形成稳定的络合物,使蛋白质凝固变性,从而在出血部位形成一层凝固的蛋白质膜,堵塞血管破口,达到止血的效果。此外,铝离子还可以促进血管收缩,减少出血。研究表明,铝离子可以作用于血管平滑肌细胞,使细胞内钙离子浓度升高,引起血管平滑肌收缩,从而缩小血管口径,减少出血流量。同时,明矾中的硫酸根离子等阴离子可能与铝离子协同作用,增强其收敛止血的效果。

b. 解毒杀虫的作用原理:明矾的解毒杀虫作用可能是通过多种机制实现的。在解毒方面,明矾可以与体内的一些有毒物质结合,形成不易被吸收和代谢的络合物,从而降低有毒物质的毒性。例如,明矾可以与一些重金属离子如铅、汞离子等结合,形成稳定的络合物,减少重金属离子在体内的游离浓度,减轻其对机体的损害。在杀虫方面,明矾中的铝离子等成分可能对一些寄生虫和微生物具有抑制和杀灭作用。铝离子可以干扰寄生虫和微生物的细胞代谢过程,破坏其细胞膜和细胞器的结构和功能,导致其死亡。此外,明矾还可能改变局部环境的酸碱度和渗透压,不利于寄生虫和微生物的生存和繁殖。

（3）临床应用

a. 出血性疾病的治疗:明矾在治疗出血性疾病方面具有广泛的应用。例如,在治疗鼻出血时,可将明矾制成溶液滴鼻,铝离子能够使鼻黏膜上的蛋白质凝固,形成一层保护膜,堵塞出血点,达到止血的目的。对于痔疮出血,明矾可与白及等药物配伍,制成栓剂或洗剂。白及具有收敛止血、消肿生肌的作用,与明矾协同作用,能够增强止血效果,促进痔疮创面的愈合。此外,明矾还可用于治疗牙龈出血、创伤出血等,通过局部应用,发挥其收敛止血的作用。

b. 皮肤病的治疗:在皮肤病的治疗中,明矾常用于治疗湿疹、疥疮等疾病。对于湿疹患者,明矾的收敛作用可以减少皮肤渗出,缓解瘙痒症状。其抗菌作用可以抑制皮肤表面的细菌和真菌生长,预防感染,促进皮肤的愈合。在治疗疥疮时,明矾可与硫黄等药物配伍,硫黄具有杀虫止痒的作用,与明矾协同作用,能够增强对疥虫的杀灭效果,减轻皮肤炎症。此外,明矾还可用于治疗痱子、脚癣等皮肤病,通过调节皮肤的酸碱度和渗透压,抑制微生物的生长,改善皮肤症状。

（4）安全性及副作用

明矾中含有铝元素,长期或过量使用可能会导致铝中毒。铝中毒的症状主要表现为神经系统损伤和肾功能损害。在神经系统方面,铝中毒可引起记忆力减退、认知障碍、运动失调等症状,严重时可导致痴呆。这是因为铝元素可以在大脑中蓄积,影响神经细胞的代谢和功能,干扰神经递质的合成和传递,导致神经系统功能紊乱。在肾功能损害方面,铝中毒可导致肾小管损伤,影响肾脏的排泄功能,出现蛋白尿、血尿等症状。长期铝中毒还可能导致肾脏纤维化,进一步加重肾功能损害。此外,铝中毒还可能对骨骼健康产生不良影响,影响钙、磷等矿物质的代谢,导致骨质疏松等疾病。因此,在使用明矾时,必须严格控制剂量和疗程,遵循医嘱,避免长期或过量使用。对于儿童、孕妇等特殊人群,应谨慎使用明矾,以确保用药安全。

9.7　炉甘石

（1）化学成分

炉甘石的主要成分为碳酸锌($ZnCO_3$),其化学结构相对稳定,在一般的生理和储存条件下不易发生显著变化。然而,天然的炉甘石矿石并非纯净的碳酸锌,常含有少量的氧化钙(CaO)、氧化镁(MgO)、氧化铁(Fe_2O_3)等杂质成分。这些杂质的存在不仅影响炉甘石的纯度,还可能在一定程度上改变其物理化学性质,进而对其药理作用产生影响。例如,氧化铁的存在可能使炉甘石呈现出不同的颜色,同时也可能影响其在水中的溶解性和分散性;氧化钙和氧化镁等碱性杂质可能会与碳酸锌发生相互作用,影响炉甘石在体内的化学反应过程和吸收情况。此外,炉甘石中还可能含有微量的其他元素,如锰、铜、镍等,这些微量元素的含量和存在形式也可能对其药理活性产生潜在的影响,但目前对这方面的研究相对较少,有待进一步深入探讨。

（2）药理作用

a. 收湿止痒敛疮的作用原理:炉甘石的收湿止痒敛疮作用主要基于其物理和化学性质。从物理角度来看,炉甘石具有一定的吸附性,能够吸附皮肤表面的水分和分泌物,减少局部的湿度,从而缓解因潮湿引起的皮肤不适。粉末状的形态使其可以在皮肤表面形成一层保护膜,隔离外界刺激,减轻瘙痒症状。从化学角度而言,炉甘石中的碳酸锌在与皮肤表面的酸性物质接触后,可能会发生化学反应,生成具有收敛作用的物质,促进皮肤组织的收缩,减少渗出。此外,炉甘石中的某些成分可能具有抗菌和抗炎作用,能够抑制皮肤表面的病原微生物生长,减轻炎症反应,促进疮疡的愈合。研究表明,炉甘石对金黄色葡萄球菌、大肠杆菌等常见的皮肤致病菌具有一定的抑制作用,这也为其在皮肤病治疗中的应用提供了理论支持。

b. 解毒明目退翳的作用机制:炉甘石的解毒明目退翳功效与其所含的锌元素及其他成分密切相关。锌是人体必需的微量元素之一,在维持生物膜的稳定性、参与酶的活性调节等方面发挥着重要作用。在眼部疾病的治疗中,炉甘石中的锌离子可能通过与眼部组织中的蛋白质、酶等生物分子结合,调节细胞的代谢和功能,增强眼部组织的抗氧化能力,减轻氧化应激对眼部的损伤,从而起到解毒的作用。同时,锌离子还可能参与调节眼部细胞的生长和分化,促进受损组织的修复和再生,有助于消退翳膜,改善视力。此外,炉甘石中的其他成分如氧化铁等可能具有一定的收敛作用,能够减少眼部的渗出物,缓解眼部的炎症反应,进一步促进眼部疾病的恢复。

（3）临床应用

a. 皮肤科疾病的治疗:炉甘石在皮肤科疾病的治疗中应用广泛。对于溃疡不敛的患者,炉甘石可制成洗剂或散剂,局部外用,通过其收湿敛疮的作用,促进溃疡面的愈合。其能够减少溃疡部位的渗出,保持局部干燥,为溃疡的愈合创造良好的环境。在脓水淋漓的情况下,炉甘石的吸附作用可以有效吸收渗出的脓液,减轻局部的炎症反应。对于湿疮和皮肤瘙痒等疾病,炉甘石洗剂是常用的治疗药物。炉甘石洗剂具有清凉止痒的作用,能够迅速缓解皮肤瘙痒症状,同时其收敛作用可以减少皮肤的渗出,促进皮肤的修复。此外,炉甘石对一些过敏性皮肤病如湿疹、接触性皮炎等也有一定的疗效,通过调节皮肤的免疫功能,减轻炎症反应,改善皮肤症状。

b. 眼科疾病的治疗:在眼科临床上,炉甘石常用于治疗多种眼部疾病。对于目赤肿痛,炉甘石可与冰片、硼砂等药物配伍,制成眼膏或眼药水,直接作用于眼部,发挥其清热解毒、消肿止痛的作用。冰片具有清热止痛的功效,硼砂则能清热解毒、消肿防腐,三者协同作用,可有效缓解眼部的红肿、疼痛等症状。在睑弦赤烂的治疗中,炉甘石可通过其收湿止痒的作用,减少睑缘的渗出和瘙痒,促进睑缘皮肤的愈合。对于翳膜遮睛和胬肉攀睛等较为复杂的眼部疾病,炉甘石常作为辅助药物,与其他具有明目退翳、活血化瘀等功效的药物联合使用,以提高治疗效果。临床研究表明,合理使用含有炉甘石的方剂或制剂,能够在一定程度上改善患者的视力,减轻眼部不适症状。

（4）安全性及副作用

一般情况下,炉甘石相对较为安全,因其主要通过外用给药,药物吸收量较少,全身不良反应相对较少。然而,仍需注意一些潜在的安全问题。首先,炉甘石应避免接触眼睛等黏膜部位,因为其可能会对黏膜产生刺激,导致眼部疼痛、红肿等不适症状。如果不慎接触到眼睛,应立即用大量清水冲洗,并及时就医。其次,对于过敏体质的患者,使用炉甘石时可能会出现过敏反应,如皮肤瘙痒加剧、皮疹、红肿等。在使用炉甘石前,建议先在局部皮肤进行小面积试用,观察有无过敏反应。如果出现过敏症状,应立即停止使用,并采取相应的治疗措施。此外,虽然炉甘石中的重金属含量相对较低,但长期或大量使用,尤其是在皮肤破损的情况下,仍有可能导致重金属吸收增加,对身体造成潜在危害。因此,在使用炉甘石时,应严格按照医嘱使用,避免过度使用。

9.8　自然铜

（1）化学成分

自然铜的主要成分是二硫化铁（FeS_2）,其晶体结构具有一定的稳定性。然而,在自然界中,自然铜矿石通常并非纯净的二硫化铁,还含有少量的镍、砷、锑、铜等元素。这些杂质元素的存在不仅影响自然铜的纯度,还可能在很大程度上改变其物理化学性质,进而对其药理活性和安全性产生显著影响。例如,镍元素的存在可能会影响自然铜在体内的代谢过程和生物利用度;砷和锑等有毒元素的存在,即使含量较低,也可能在长期或大量使用自然铜时,增加人体接触有毒物质的风险,对健康造成潜在危害。此外,铜元素与二硫化铁之间可能存在相互作用,影响自然铜的化学稳定性和药理作用的发挥。对自然铜中这些杂质元素的深入研究有助于更准确地评估自然铜的质量和潜在风险。

（2）药理作用

a. 散瘀止痛的作用机制:自然铜的散瘀止痛作用与其所含的铁元素及其他成分密切相关。铁元素在人体的生理过程中参与了多种生物化学反应,如氧的运输、能量代谢等。在瘀血阻滞的病理状态下,局部血液循环不畅,组织缺氧,导致疼痛和肿胀。自然铜中的铁离子可能通过促进血液循环,改善局部的血液供应,增加氧气和营养物质的输送,从而缓解组织缺氧状态,减轻疼痛。此外,铁离子还可能参与调节炎症反应,抑制炎症细胞的活化和炎症介质的释放,减少炎症对组织的刺激,进一步减轻疼痛。同时,自然铜中的其他成分如镍、铜等元素可能与铁离子协同作用,增强其散瘀止痛的效果。例如,铜元素在体内参与了多种酶的合成和活性调节,可能通过调节相关酶的活性,促进瘀血的吸收和消散。

b. 续筋接骨的作用原理:自然铜的续筋接骨作用是其重要的药理特性之一。在骨折或筋伤的修复过程中,自然铜可能通过多种途径发挥作用。一方面,自然铜中的铁元素等成分可以促进成骨细胞的增殖和分化,加速骨组织的形成和修复。成骨细胞是负责骨基质合成和矿化的细胞,铁离子等微量元素可以为成骨细胞的代谢提供必要的营养物质,促进其功能的发挥。另一方面,自然铜可能影响骨折部位的生物力学环境,维持骨折端的稳定和并促进愈合。其所含的成分可能参与调节细胞外基质的合成和重塑,增强骨折部位的机械强度。此外,自然铜还可能通过调节局部的免疫反应,减少炎症对骨折愈合的不良影响,为骨折和筋伤的修复创造有利的微环境。

（3）临床应用

在中医临床上,自然铜是治疗跌打损伤的常用药物。对于跌打损伤导致的瘀血肿痛,自然铜常与乳香、没药、血竭等药物配伍使用。乳香和没药具有活血化瘀、消肿止痛的作用,血竭则能化瘀止血、生肌敛疮,与自然铜协同作用,能够增强散瘀止痛的效果,促进瘀血的消散和肿痛的缓解。在骨折的治疗中,自然铜可作为重要的辅助药物,与骨碎补、续断、自然铜等药物组成方剂,用于促进骨折的愈合。这些药物相互配伍,能够调节骨折部位的生理功能,加速骨折端的骨痂形成和骨组织的修复,缩短骨折的愈合时间,提高骨折的治疗效果。临床研究表明,合理使用含有自然铜的方剂,可显著减轻患者的疼痛症状,促进肢体功能的恢复。

除了跌打损伤和骨折外,自然铜在一些其他病症的治疗中也有一定的应用。例如,对于一些因瘀血阻滞导致的关节疼痛、麻木等症状,自然铜可通过其散瘀通络的作用,改善关节的血液循环,减轻疼痛和麻木感。在一些软组织损伤的治疗中,自然铜也可与其他活血化瘀、消肿止痛的药物配伍使用,促进损伤组织的修复。此外,在一些中医的外治法中,如中药外敷、熏蒸等,自然铜也常被应用,通过皮肤渗透作用,发挥其散瘀止痛、续筋接骨的功效。

（4）安全性及副作用

虽然自然铜在治疗跌打损伤等病症方面具有良好的疗效,但其使用也存在一定的安全性问题。由于自然铜中含有镍、砷、锑等杂质元素,长期或过量使用可能会导致这些元素在体内蓄积,从而对人体造成潜在危害。砷和锑是有毒元素,过量摄入可能会对肝脏、肾脏等重要脏器造成损害,影响其正常功能,导致肝功能异常、肾功能衰竭等症状。镍元素虽然是人体必需的微量元素,但过量摄入也可能会引起过敏反应、免疫功能异常等问题。此外,自然铜的炮制方法对其安全性也有重要影响。不当的炮制可能会导致自然铜中的有毒元素含量增加,或使其化学性质发生改变,从而增加其毒性。因此,在使用自然铜时,必须严格控制剂量和疗程,遵循中医的用药原则,选择质量可靠、炮制规范的自然铜药材。同时,在用药过程中,应密切观察患者的反应,及时发现和处理可能出现的不良反应,以确保用药安全。

9.9　磁石

（1）化学成分

磁石的主要成分为四氧化三铁（Fe_3O_4）,其晶体结构较为复杂且具有一定的磁性。除了主要成分外,磁石中还含有锰、铝、钛、铬等多种微量元素。这些微量元素的存在形式和含量因磁石的产地、矿石类型等因素而有所不同。锰元素在磁石中可能以氧化物或其他化合物的形式存在,其含量的变化可能会影响磁石的物理和化学性质。铝、钛、铬等元素也可能与四氧化三铁相互作用,改变磁石的晶体结构和表面性质。这些微量元素虽然含量相对较少,但可能在磁石的药理作用中发挥着重要的辅助作用,对其生物活性和安全性产生潜在影响。例如,某些微量元素可能参与了磁石与生物分子的相互作用过程,或者影响了磁石在体内的代谢和分布。

（2）药理作用

a. 镇惊安神的作用机制:磁石的镇惊安神作用与其磁性和所含的铁元素等密切相关。磁石的磁性可以影响人体生物磁场的分布和变化,调节神经细胞的电生理活动。当磁石作用于人体时,其磁场可能会影响神经细胞膜的离子通道,改变离子的跨膜流动,从而调节神经细胞的兴奋性。同时,磁石中的铁元素在体内参与了多种生物化学反应,可能与神经递质的合成、代谢和传递有关。铁离子可以作为一些酶的辅助因子,参与神经递质的合成过程,如多巴胺、去甲肾上腺素等的合成。此外,铁元素还可能影响神经递质的代谢酶活性,调节神经递质在突触间隙的浓度,从而影响神经信号的传递,达到镇惊安神的效果。研究表明,磁石可以通过调节神经系统的功能,缓解焦虑、失眠等症状,对神经系统的稳定性起到重要的调节作用。

b. 平肝潜阳的作用机制:在中医理论中,磁石的平肝潜阳作用与肝肾阴虚、肝阳上亢的病理机制相关。磁石中的铁元素等成分可以滋养肝肾之阴,补充肝肾阴虚所导致的阴液不足。肝肾阴虚时,阴不制阳,导致肝阳上亢,出现头晕目眩、头痛等症状。磁石通过滋养肝肾之阴,使阴阳平衡得以恢复,从而抑制肝阳上亢。此外,磁石的重镇之性可以沉降上亢的肝阳,使其归于平静。从现代医学角度来看,磁石可能通过调节血压、改善血管功能等发挥平肝潜阳的作用。磁石中的某些成分可能影响血管平滑肌的收缩和舒张功能,调节血管的张力,从而降低血压,缓解因高血压引起的头晕目眩等症状。同时,磁石还可能对中枢神经系统的血压调节中枢产生影响,进一步调节血压水平。

c. 聪耳明目、纳气平喘的作用机制:磁石的聪耳明目作用可能与改善耳部和眼部的血液循环、营养供应以及调节神经功能有关。磁石中的铁元素等成分可以促进耳部和眼部的血管扩张,增加血液流量,为耳部和眼部组织提供充足的氧气和营养物质,从而改善耳部和眼部的功能。同时,磁石的磁性可能对耳部和眼部的神经细胞产生一定的调节作用,增强神经细胞的兴奋性和传导性,提高听觉和视觉功能。在纳气平喘方面,磁石主要作用于肾,中医认为肾主纳气,肾虚则不能纳气归元,导致气喘。磁石可以补肾纳气,通过滋养肾阴、填补肾精,增强肾的纳气功能,使呼吸保持平稳。现代研究也发现,磁石可能对呼吸系统的生理功能产生一定的调节作用,如影响气道平滑肌的收缩和舒张,缓解气道痉挛,减轻气喘症状。

（3）临床应用

a. 神经系统疾病的治疗:在治疗心神不宁、惊悸、失眠等症状时,磁石常与朱砂、龙骨、琥珀等药物配伍使用。朱砂具有镇心安神的作用,龙骨能镇惊安神、平肝潜阳,琥珀可镇惊安神、活血化瘀,与磁石协同作用,能够增强镇惊安神的效果,调节神经系统的功能,缓解焦虑、失眠等症状。对于癫痫等神志疾病,磁石也可作为辅助治疗药物,与其他抗癫痫药物联合使用,通过调节大脑的神经电活动,减少癫痫发作的频率和强度。临床研究表明,合理使用含有磁石的方剂,可有效改善患者的睡眠质量,减轻神志疾病的症状。

b. 高血压及相关病症的治疗:对于肝阳上亢所致的头晕目眩、头痛等高血压症状,磁石常与石决明、珍珠母、钩藤等药物配伍。石决明、珍珠母具有平肝潜阳的作用,钩藤能清热平肝、息风定惊,与磁石一起使用,能够增强平肝潜阳的功效,降低血压,缓解高血压引起的不适症状。在临床应用中,磁石及其配伍方剂可作为高血压的辅助治疗药物,帮助患者控制血压,提高生活质量。同时,对于高血压引起的耳鸣、眼花等并发症,磁石的聪耳明目作用也能起到一定的缓解作用。

c. 耳部和眼部疾病的治疗:在耳科疾病中,如耳鸣、耳聋等,磁石可与柴胡、香附、川芎等药物配伍,组成通气散等方剂。柴胡能疏肝理气,香附可理气解郁,川芎可活血化瘀,与磁石协同作用,能够改善耳部的血液循环,调节耳部神经功能,缓解耳鸣、耳聋等症状。在眼科疾病方面,对于肝肾阴虚所致的目暗不明,磁石可与熟地、山茱萸、枸杞子等药物配伍,滋肝肾之阴,明目退翳。这些配伍方剂在临床应用中,对于改善耳部和眼部疾病的症状,提高患者的听觉和视觉功能,具有一定的疗效。

d. 呼吸系统疾病的治疗:对于肾虚作喘的患者,磁石常与熟地、山萸肉、胡桃肉等药物配伍,组成都气丸等方剂。熟地、山萸肉、胡桃肉具有补肾纳气的作用,与磁石一起使用,能够增强肾的纳气功能,缓解气喘症状。在慢性阻塞性肺疾病、支气管哮喘等呼吸系统疾病的治疗中,当患者表现出肾虚作喘的症状时,合理使用含有磁石的方剂,可作为辅助治疗措施,改善患者的呼吸功能,提高生活质量。

（4）安全性及副作用

磁石虽然在中医药治疗中应用广泛,但也存在一定的安全性问题。由于磁石含有多种金属元素,长期或过量使用可能会导致这些元素在体内蓄积,对人体造成潜在危害。例如,铁元素过量摄入可能会引起铁过载,导致肝脏、心脏等器官的损伤。锰、铝、铬等元素在体内蓄积也可能会对神经系统、免疫系统等产生不良影响。此外,磁石的磁性可能会对某些医疗器械产生干扰,如心脏起搏器等。因此,对于安装了心脏起搏器等医疗器械的患者,应谨慎使用磁石。在使用磁石时,应严格按照医嘱控制剂量和疗程,避免长期或过量使用。同时,对于特殊人群,如孕妇、儿童、老年人等,应根据其生理特点和健康状况,合理调整磁石的使用剂量和方法,确保用药安全。

9.10　轻粉

（1）化学成分

轻粉的主要成分为氯化亚汞(Hg_2Cl_2),其化学结构相对稳定,但在一定条件下,如与酸、碱等物质接触时,可能会发生化学反应,导致其化学性质发生改变。轻粉在制备过程中,由于工艺等因素的影响,可能会含有少量的杂质,如汞单质、氯化汞$(HgCl_2)$等。汞单质具有较高的毒性,容易挥发,可通过呼吸道、皮肤等途径进入人体,对人体造成严重危害。氯化汞的毒性也较强,其对人体的毒性作用比氯化亚汞更为剧烈。这些杂质的存在不仅影响轻粉的纯度,还会显著增加轻粉的毒性风险,因此在轻粉的质量控制和使用过程中,对杂质的检测和控制至关重要。

（2）药理作用

a. 攻毒杀虫的作用机制:轻粉的攻毒杀虫作用主要源于其所含的汞元素。汞离子

（Hg²⁺）具有很强的生物活性，能够与微生物和寄生虫体内的蛋白质、酶等生物分子中的巯基（—SH）等基团发生强烈的结合反应，形成稳定的汞硫化合物。这种结合会导致生物分子的结构和功能发生改变，从而抑制微生物和寄生虫的代谢过程，干扰其生长、繁殖和生存。例如，汞离子可以抑制微生物细胞内的某些关键酶的活性，如呼吸酶、核酸合成酶等，使微生物无法进行正常的代谢活动，最终导致其死亡。对于寄生虫，汞离子可能作用于寄生虫的神经系统、消化系统等，使其生理功能紊乱，无法在宿主体内生存和繁殖，从而达到攻毒杀虫的效果。

b. 敛疮止痒的作用原理：轻粉的敛疮止痒作用与其对皮肤组织的作用有关。一方面，轻粉中的汞离子可以使局部组织中的蛋白质凝固变性，形成一层保护膜，覆盖在疮面或瘙痒部位，隔离外界刺激，减少细菌等微生物的侵入，促进疮面的愈合。同时，这种蛋白质凝固作用还可以减少组织的渗出，减轻局部的肿胀和炎症反应。另一方面，汞离子可能对神经末梢产生一定的影响，降低神经末梢的敏感性，从而减轻瘙痒感。此外，轻粉还可能具有一定的抗菌作用，能够抑制皮肤表面的细菌生长，减少炎症的发生，进一步缓解瘙痒症状，促进皮肤组织的修复。

c. 逐水通便的作用机制：轻粉内服时具有逐水通便的作用，其机制可能与汞离子对肠道黏膜的刺激作用以及对体内水液代谢的影响有关。汞离子可以刺激肠道黏膜，使其分泌增加，促进肠道蠕动，从而加速粪便的排出。同时，轻粉可能影响肾脏的功能，改变肾脏对水和电解质的重吸收，导致尿量增加，从而达到逐水的效果。然而，这种作用机制也可能会对肾脏造成一定的损伤，因为汞离子对肾脏具有毒性，可能会损害肾小管和肾小球的功能，影响肾脏的正常排泄和调节水液平衡的能力。

（3）临床应用

a. 皮肤科疾病的治疗：在皮肤科疾病中，轻粉常用于治疗疥癣、梅毒等病症。对于疥癣，轻粉可与硫黄、大风子等药物配伍，制成外用制剂。硫黄具有杀虫止痒的作用，大风子能祛风燥湿、攻毒杀虫，与轻粉协同作用，能够增强对疥虫的杀灭效果，缓解皮肤瘙痒、丘疹等症状。在治疗梅毒方面，轻粉曾在历史上被应用，常与土茯苓、苦参等药物配伍。土茯苓具有解毒、除湿、通利关节的作用，苦参能清热燥湿、杀虫止痒，它们与轻粉一起使用，旨在通过攻毒杀虫的作用，抑制梅毒螺旋体的生长和繁殖，缓解梅毒症状。但需要注意的是，现代医学已有更安全有效的治疗梅毒的方法，因轻粉毒性较大，使用需极为谨慎。此外，对于一些皮肤瘙痒症、湿疹等，轻粉在合理配伍和控制剂量的情况下，也可用于缓解症状，减轻皮肤的瘙痒和渗出。

b. 消化系统疾病的治疗：在消化系统疾病中，轻粉可用于治疗水肿胀满、二便不利等实证。当人体出现水液代谢失常，导致水肿胀满，同时伴有大便干结、小便短少等症状时，轻粉可与牵牛子、大戟等药物配伍使用。牵牛子能泻下逐水、去积杀虫，大戟可泄水逐饮，它们与轻粉一起，通过逐水通便的作用，促进体内多余水分的排出，减轻水肿症状，同时改善二便不通的情况。但由于轻粉的毒性和对肠道、肾脏的刺激作用，在使用时必须严格掌握剂量和疗程，密切观察患者的反应，避免出现严重的不良反应。

（4）安全性及副作用

轻粉的主要成分氯化亚汞以及可能含有的杂质汞单质、氯化汞等均具有较强的毒性，因此轻粉的使用存在较大的安全风险。汞中毒可对人体多个系统造成严重损害。在神经系统方面,可引起头晕、头痛、失眠、记忆力减退、震颤等症状,严重时可导致精神障碍、昏迷甚至死亡。汞离子能够通过血脑屏障,影响神经细胞的代谢和功能,干扰神经递质的合成和传递。在消化系统方面,可出现恶心、呕吐、腹痛、腹泻等症状,严重时可导致胃肠道黏膜损伤、出血。汞对肾脏的损害尤为明显,可导致肾小管坏死、肾功能衰竭,出现蛋白尿、血尿、少尿或无尿等症状。此外,汞还可能对心血管系统、免疫系统等产生不良影响,如引起心律失常、免疫功能低下等。由于轻粉的毒性较大,在使用时必须严格控制剂量,一般入丸、散剂,每次用量极微($0.1 \sim 0.2$ g),且不可过量或持续服用。同时,轻粉不宜用于孕妇、儿童等特殊人群,以及肝肾功能不全者。在用药过程中,应密切观察患者的症状和体征,一旦出现中毒症状,应立即停药,并采取相应的解毒措施,如使用二巯基丙醇等药物进行驱汞治疗。

9.11 中药中无机药物的展望

中药中的无机药物在现代医学中展现出广阔的应用前景,未来的研究方向将紧密围绕提高药物的疗效、安全性和精准性展开,借助现代科学技术的力量,深入挖掘其潜力,为临床治疗提供更多有效的选择。

(1)中药中无机药物的发现与开发

利用现代先进的分析技术,如高通量筛选、基因组学、蛋白质组学等,从丰富的天然矿物资源以及人工合成的无机化合物中,系统地筛选和发现具有潜在药理活性的新型无机药物。结合计算机辅助药物设计(CADD)技术,对已知的无机药物结构进行优化和改造,设计出具有更高活性、更低毒性的新型药物分子。同时,加强对传统中药中无机药物的深入研究,挖掘其潜在的活性成分和作用机制,为新型药物的开发提供灵感和基础。

(2)无机药物的作用机制研究

运用分子生物学、细胞生物学、生物化学等多学科交叉的研究方法,深入探究无机药物在体内的作用靶点和信号传导通路。通过基因敲除、RNA干扰等技术,明确药物作用的关键分子机制,揭示药物与生物分子之间的相互作用模式。同时,研究无机药物对机体整体生理功能的调节作用,以及在不同病理状态下的作用差异,为临床合理用药提供更科学的依据。

(3)无机药物的安全性评价

建立更加严格和完善的毒理学评价体系,采用多种动物模型和体外试验系统,全面评估无机药物的急性毒性、慢性毒性、遗传毒性、生殖毒性等。结合现代分析技术,精确测定药物在体内的代谢过程和代谢产物,评估其潜在的毒性风险。加强对特殊人群(如儿童、孕妇、老年人、肝肾功能不全者等)的安全性研究,制定个性化的用药方案,确保药物的安全性和有效性。

未来,中药中无机药物的研究和应用有很大的发展空间。随着生命科学、材料科学等多个学科的相互融合,我们有机会研究出更多安全有效的新型无机药物。通过更深入地研究无机药物的作用机制,我们可以根据患者的具体情况精准用药,提高治疗效果,减少药物带来的不良反应。而且，利用现代信息技术，我们能够建立起完善的质量控制体系，确保每一批次的无机药物质量都可靠。

参考文献

［1］徐珍，张玉芹，彭芳. 汞神经毒性机制研究进展［J］. 中国职业医学，2010，37(6)：503-504，507.

［2］国家药典委员会. 中华人民共和国药典：一部［M］. 北京：化学工业出版社，2015：137.

［3］赵新月，田颖颖，左泽平，等. 雄黄抗肿瘤作用及分子机制研究进展［J］. 中国中医药信息杂志，2023，30(4)：169-175.

［4］陈朋，李红玉. 雄黄的临床应用与炮制方法研究进展［J］. 中华中医药学刊，2014，32(7)：1663-1666.

［5］郭国盛. 论石膏之效用［J］. 深圳中西医结合杂志，2001，11(2)：101-103.

［6］应帮智，张卫华，张振凌. 中药芒硝药理作用的研究［J］. 现代中西医结合杂志，2003，12(20)：2155-2156.

［7］丁齐又，于同月，吉红玉. 芒硝的临床应用及其用量探究［J］. 长春中医药大学学报，2021，37(4)：745-748.

［8］王思园. 明矾的巧思妙用［J］. 中国民间疗法，2014，22(2)：93.

第 10 章

从元素缺乏病症寻无机药物契机

　　人体作为一个高度精密且复杂的生命系统,其正常生理功能的维持依赖于多种必需元素的参与。这些元素按照在人体内的含量不同,可分为常量元素(如钙、磷、钾、钠、氯、镁等)和微量元素(如铁、锌、铜、锰、硒、碘等)。它们在人体内各自承担着独特而关键的生理作用,从构建组织和器官的结构基础,到参与各种生物化学反应和代谢调节,再到维持神经和内分泌系统的正常功能等,缺一不可。

　　然而,由于饮食结构不合理、生活环境因素影响、疾病影响或特殊生理状态等多种原因,人体可能会出现必需元素缺乏的情况。一旦某些必需元素缺乏,就会打破人体内部的生理平衡,进而引发一系列疾病,对健康产生严重的不良影响。例如,钙缺乏可能导致骨骼发育异常和骨质疏松;铁缺乏会引发缺铁性贫血;锌缺乏会影响生长发育和免疫功能等。

　　从这些因必需元素缺乏而引发的疾病中,我们可以获得重要的启示。既然元素缺乏是导致疾病的关键因素之一,那么补充相应的必需元素就有可能成为治疗这些疾病的有效手段。这一思路为无机药物的研发和应用提供了新的方向和可能性。通过深入研究元素缺乏与疾病之间的内在联系,开发能够精准补充缺失元素、调节生理功能的无机药物,有望为相关疾病的治疗带来新的突破,改善患者的健康状况。因此,对从人体必需元素缺乏引发疾病中寻找无机药物的可能性进行深入探讨具有重要的理论和实践意义。

10.1　人体必需元素缺乏导致的疾病

10.1.1　钙元素缺乏导致的疾病

　　钙是人体内含量最为丰富的无机元素,约占人体体重的 2%,其中 99% 的钙存在于骨骼和牙齿中,构成了它们的坚硬支架,另外 1% 的钙则以离子形式存在于血液、细胞外液和软组织中,参与多种生理功能的调节。当人体钙摄入不足、吸收不良或钙流失增加时,就会出现钙缺乏的情况。

　　在儿童生长发育阶段,钙缺乏会严重影响骨骼的正常发育,导致佝偻病的发生。佝偻病患儿常表现为骨骼软化、变形,如鸡胸、漏斗胸、"O"形腿或"X"形腿等,同时还可能伴有多汗、夜惊、烦躁不安等症状。这是因为钙是成骨细胞进行骨基质合成和矿化的关键原料,缺乏钙会使成骨过程受阻,骨骼无法正常生长和发育。

　　对于成年人,尤其是中老年人,钙缺乏会导致骨质疏松症。随着年龄的增长,人体对钙的吸收能力逐渐下降,同时破骨细胞的活性相对增强,导致骨钙流失增加。骨质疏松症患者的骨密度降低,骨骼变得脆弱易碎,轻微的外力作用就可能导致骨折,如椎体压缩性骨折、髋部骨折等,严重影响患者的生活质量,甚至危及患者生命。

　　此外,钙还在神经肌肉的兴奋传递中发挥着重要作用。当血液中钙离子浓度降低时,神经肌肉的兴奋性会增高,可引起手足抽搐等症状。同时,钙还参与血液凝固过程,钙缺乏可能会影响凝血功能,导致出血倾向增加。

10.1.2 铁元素缺乏导致的疾病

铁是人体必需的微量元素之一,在体内主要参与血红蛋白、肌红蛋白、细胞色素及多种酶的合成,对氧气的运输、储存和利用以及生物氧化过程起着至关重要的作用。铁缺乏是全球范围内最为常见的营养缺乏病之一,尤其在婴幼儿、孕妇和育龄妇女中发病率较高。

当人体铁摄入不足、吸收不良或慢性失血等原因导致铁缺乏时,首先会影响红细胞的生成,导致缺铁性贫血。缺铁性贫血患者的主要症状包括乏力、头晕、心慌、气短、面色苍白等。这是因为血红蛋白是红细胞中负责运输氧气的重要蛋白质,铁是血红蛋白合成的关键原料,缺乏铁会使血红蛋白合成减少,红细胞的携氧能力下降,从而导致组织器官缺氧,出现上述贫血症状。

此外,铁缺乏还会对免疫系统产生负面影响。铁是许多免疫细胞正常功能所必需的元素,缺乏铁会导致免疫细胞的活性降低、数量减少,使人体的免疫功能下降,容易感染各种疾病,如呼吸道感染、消化道感染等。

在神经系统方面,铁缺乏也会产生不良影响。铁参与神经递质的合成和代谢,缺乏铁会导致神经递质如多巴胺、去甲肾上腺素等的合成减少,影响神经信号的传递,从而引起儿童认知发育迟缓、行为异常、注意力不集中等问题,对成年人则可能导致情绪障碍、记忆力减退等。

10.1.3 锌元素缺乏导致的疾病

锌是人体多种酶的组成成分或激活剂,参与蛋白质、核酸、碳水化合物、脂肪等物质的代谢过程,对细胞的增殖、分化和凋亡起着重要的调控作用。同时,锌还在维持免疫系统的正常功能、促进生长发育、保护生殖系统健康等方面发挥着关键作用。

锌缺乏在儿童中较为常见,尤其是在一些发展中国家或贫困地区。锌缺乏会严重影响儿童的生长发育,导致生长迟缓、身材矮小、体重不增等症状。这是因为锌参与了生长激素的合成和分泌过程,缺乏锌会使生长激素的水平降低,影响细胞的分裂和增殖,从而阻碍生长发育。

在免疫系统方面,锌缺乏会导致免疫细胞的功能受损,如 T 淋巴细胞和 B 淋巴细胞的活性降低,吞噬细胞的吞噬能力减弱等。这使得人体对病原体的抵抗力下降,容易反复发生感染,如呼吸道感染、腹泻等。

此外,锌对生殖系统的正常发育和功能也至关重要。在男性中,锌缺乏会影响精子的生成和质量,导致精子数量减少、活力降低、畸形率增加等问题,从而影响生育能力。在女性中,锌缺乏可能会导致月经不调、不孕不育等问题。

10.1.4 碘元素缺乏导致的疾病

碘是合成甲状腺激素的必需元素,甲状腺激素对人体的新陈代谢、生长发育、神经系统功能等方面都有着重要的调节作用。全球约有 20 亿人生活在碘缺乏地区,碘缺乏是导致甲状腺疾病的主要原因之一。

当人体碘摄入不足时,甲状腺细胞会代偿性地摄取更多的碘,导致甲状腺组织增生肿大,形成地方性甲状腺肿。患者常表现为颈部肿大,严重时可能会压迫气管、食管等周围组织,引起呼吸困难、吞咽困难等症状。

更为严重的是,碘缺乏对胎儿和婴幼儿的神经系统发育会产生不可逆的损害。在胎儿期和婴幼儿期,甲状腺激素对大脑的发育和神经系统的成熟起着关键作用。碘缺乏会导致甲状腺激素合成不足,影响神经元的增殖、分化、迁移和突触的形成,从而导致克汀病的发生。克汀病患儿主要表现为智力低下、生长发育迟缓、听力和语言障碍、身材矮小等症状,给家庭和社会带来沉重的负担。

10.1.5 硒元素缺乏导致的疾病

硒是一种具有重要生物学功能的微量元素,它是谷胱甘肽过氧化物酶(GSH-Px)等多种抗氧化酶的组成成分,能够清除体内的自由基,保护细胞免受氧化损伤。此外,硒还参与调节免疫系统的功能、维持心血管系统的正常结构和功能、抑制肿瘤细胞的生长和转移等。

硒缺乏与心血管疾病的发生发展密切相关。研究发现,硒缺乏会导致血管内皮细胞功能受损,使血管壁的通透性增加,脂质过氧化反应增强,从而促进动脉粥样硬化的形成和发展。此外,硒缺乏还可能导致心肌细胞的损伤和功能障碍,增加心律失常、心力衰竭等心血管疾病的发生风险。

在免疫系统方面,硒缺乏会使免疫细胞的活性降低,如 T 淋巴细胞、B 淋巴细胞和自然杀伤细胞(NK 细胞)等的功能受损,导致人体的免疫功能下降,容易感染各种病原体。

大量研究表明,硒缺乏与某些癌症的发生发展也存在一定的关联。硒具有抗氧化、调节细胞凋亡、抑制肿瘤血管生成等作用,能够抑制肿瘤细胞的生长和转移。硒缺乏地区的人群患肺癌、肝癌、胃癌、乳腺癌等癌症的风险相对较高。

10.1.6 镁元素缺乏导致的疾病

镁是人体必需的矿物质元素之一,参与着众多的生理功能。镁缺乏会导致多种疾病,以下是镁元素缺乏引发的主要疾病。

震颤:镁缺乏可能影响神经肌肉的正常功能,导致手部、头部等部位出现不自主的震颤。这是因为镁在神经冲动的传递和肌肉收缩过程中起着重要作用,缺乏镁会使神经肌肉的兴奋性增加,从而引发震颤。

肌肉痉挛和抽搐:镁缺乏可能导致肌肉突然、不自主地收缩,引发肌肉痉挛或抽搐。常见于小腿肌肉(俗称"抽筋"),也可能累及身体其他部位的肌肉。这是因为镁有助于调节肌肉的收缩和放松,缺乏镁会使肌肉过度兴奋,容易发生痉挛。

心律失常:镁对维持正常的心脏节律至关重要。镁缺乏可能导致心脏电生理异常,引发各种心律失常,如早搏、心动过速、心动过缓等。这是因为镁参与调节心脏细胞的离子通道功能,影响心脏的兴奋性和传导性。

高血压:镁缺乏可能与高血压的发生有关。镁有助于血管扩张,降低外周血管阻力,从而有助于维持正常的血压水平。缺乏镁可能导致血管收缩,增加血压。

低钙血症:镁缺乏可能影响钙的代谢和吸收,导致低钙血症。这是因为镁在调节甲状旁腺激素(PTH)的分泌和作用以及维生素 D 的活化过程中起着重要作用,而这些因素都与钙的代谢密切相关。

低钾血症:镁缺乏可能导致低钾血症。镁有助于维持细胞内钾的稳定,缺乏镁可能影响钾的吸收和分布,导致钾的流失增加,从而引发低钾血症。

骨质疏松:镁缺乏可能影响骨骼的健康,增加骨质疏松的风险。镁参与骨骼的形成和矿化过程,缺乏镁可能导致骨密度降低,使骨骼变得脆弱易碎。

偏头痛:镁缺乏可能与偏头痛的发生有关。一些研究表明,偏头痛患者体内镁水平较低,补充镁可能有助于减轻偏头痛的发作频率和严重程度。其机制可能与镁对神经血管系统的调节作用有关。

通过均衡饮食和在必要时进行适当补充,可以预防和纠正镁缺乏,维护身体健康。例如,通过均衡饮食来预防镁缺乏。富含镁的食物包括绿叶蔬菜(如菠菜、羽衣甘蓝等)、坚果(如杏仁、核桃等)、全谷物(如糙米、全麦面包等)、豆类(如黑豆、鹰嘴豆等)、香蕉等。在临床上,可以补充镁剂。在医生的指导下,根据缺镁的程度和具体情况,选择合适的镁补充剂,如硫酸镁、氧化镁、柠檬酸镁等。补充镁剂时应注意剂量和疗程,避免过量补充导致高镁血症。

10.2 从元素缺乏病症中挖掘无机药物

10.2.1 补充相应元素

针对人体必需元素缺乏引发的疾病,最直接有效的治疗方法之一就是补充相应的元素。通过合理补充缺乏的元素,可以纠正体内的元素失衡,恢复正常的生理功能,从而达到治疗疾病的目的。

对于钙缺乏引起的佝偻病和骨质疏松症,补充钙剂是主要的治疗措施之一。目前临床上常用的钙剂种类繁多,包括碳酸钙、葡萄糖酸钙、乳酸钙、枸橼酸钙等。碳酸钙是一种含钙量较高的钙剂,但其在胃酸缺乏的情况下溶解度较低,生物利用度相对较差;葡萄糖酸钙和乳酸钙的溶解度较高,对胃肠道的刺激较小,适合于儿童、老年人和胃肠道功能较弱的患者;枸橼酸钙不需要胃酸的参与即可溶解,适合于胃酸缺乏或正在服用抗酸药物的患者。在补充钙剂的同时,通常还需要补充维生素 D,以促进钙的吸收和利用。维生素 D 可以促进肠道对钙的吸收,增加肾小管对钙的重吸收,从而提高血钙水平,促进骨骼的矿化。

对于缺铁性贫血,补充铁剂是治疗的关键。常用的铁剂有硫酸亚铁、富马酸亚铁、琥珀酸亚铁等。这些铁剂在胃肠道中可以解离出亚铁离子,被人体吸收利用。为了提高铁剂的吸收效果,通常建议在饭后服用,以减少对胃肠道的刺激;同时,避免与牛奶、茶、咖啡等同时服用,因为这些食物中的成分会与铁离子结合,形成难以吸收的复合物,降低铁的吸收利用率。此外,维生素 C 可以促进铁的吸收,在补充铁剂时可以同时服用维生素 C 片。

对于锌缺乏导致的生长发育障碍和免疫功能低下,补充锌剂是有效的治疗方法。常见的锌剂有葡萄糖酸锌、硫酸锌、甘草锌等。锌剂的补充可以促进儿童的生长发育,提高食欲,增强免疫力,减少感染的发生。在补充锌剂时,需要注意适量补充,避免过量摄入,因为过量的锌会干扰其他微量元素如铜的吸收,导致铜缺乏等问题。

对于碘缺乏引起的甲状腺疾病,补充碘剂是主要的预防和治疗措施。目前,全球广泛采用食盐加碘的方法来预防碘缺乏病。通过在食盐中添加适量的碘酸钾或碘化钾,使人们在日常饮食中能够摄入足够的碘。对于已经患有碘缺乏相关甲状腺疾病的患者,如地方性甲状腺肿,除了补充碘剂外,还可能需要根据病情给予其他治疗措施,如甲状腺激素替代治疗等。

对于硒缺乏相关的疾病,如心血管疾病和某些癌症的预防和辅助治疗,补充硒剂也是一种重要的手段。常见的硒剂有亚硒酸钠、硒酵母等。硒剂的补充可以提高体内硒的水平,增强抗氧化能力,保护心血管系统,调节免疫系统,抑制肿瘤细胞的生长和转移。

对于镁缺乏相关疾病的治疗,补充镁剂是关键手段之一。常见的镁剂包括硫酸镁、葡萄糖酸镁等。镁剂的补充能够有效提高体内镁的水平,缓解因镁缺乏导致的神经肌肉兴奋性增高、心律失常、骨骼肌痉挛等症状。镁作为细胞内重要的阳离子,参与多种酶的活性调节,对维持神经、肌肉和心血管系统的正常功能至关重要。通过补充镁剂,可以增强细胞的能量代谢,稳定神经细胞膜的电位,改善心血管功能,同时对骨骼健康也有积极作用。开发和优化这些镁剂的补充方式(如口服、静脉注射或缓释制剂等),将为镁缺乏相关疾病的治疗提供更加精准和有效的支持。

10.2.2 开发新型无机药物

从人体必需元素缺乏引发疾病的机制中,我们可以发现许多开发新型无机药物的潜在方向。通过深入研究元素的作用机制、代谢过程以及与疾病的关系,结合现代科学技术,有望开发出更加高效、安全、精准的新型无机药物。

在研究钙缺乏与骨质疏松症的过程中,发现一些微量元素如锶、硅等对骨骼健康也有着重要的作用。锶元素具有提升成骨细胞活性、抑制破骨细胞功能的作用,能够增加骨密度,减少骨折的风险。基于这一发现,开发含有锶元素的无机药物可能为骨质疏松症的治疗提供新的选择。例如,雷尼酸锶是一种新型的抗骨质疏松药物,它可以同时促进骨形成和抑制骨吸收,提高骨密度,降低骨折的发生率。此外,硅元素在骨骼的生长和修复过程中也起着重要作用,开发含硅的无机药物可能对骨质疏松症的治疗和预防具有潜在的价值。

在研究铁缺乏与贫血的过程中,发现一些铁的配合物具有更好的生物利用度和更低的副作用。传统的铁剂在胃肠道中容易被氧化,形成难以吸收的高铁化合物,降低了铁的吸收利用率。而一些新型的铁配合物,如铁氨基酸螯合物、铁多糖复合物等,具有更高的稳定性和生物利用度,能够更有效地补充铁元素,减少胃肠道不良反应的发生。开发这些新型的铁配合物作为无机药物,可能会提高贫血治疗的效果,改善患者的生活质量。

对于碘缺乏导致的甲状腺疾病,除了补充传统的碘剂外,研究发现一些含碘的有机化合物具有更好的甲状腺靶向性和生物活性。这些含碘化合物可以更精准地作用于甲状腺细胞,调节甲状腺激素的合成和分泌,减少对其他组织和器官的不良影响。开发这些新型的含碘化合物可能会提高甲状腺疾病的治疗效果,减少不良反应的发生。

在硒缺乏相关疾病的研究中,发现一些硒的纳米制剂具有更高的生物活性和靶向性。纳米技术的应用可以使硒剂的粒径减小,增加其比表面积和生物利用度,同时可以通过修饰纳米粒子的表面,使其具有更好的靶向性,能够更精准地作用于病变组织和细胞。开发这些新型的硒纳米制剂作为无机药物,可能会为硒缺乏相关疾病的治疗带来新的突破。

在镁缺乏疾病的治疗研究中,发现优化镁剂的形式和递送系统对于提高疗效和减少副作用具有重要意义。传统的口服镁补充剂(如氧化镁、柠檬酸镁)虽有效,但吸收率差异较大且可能引起胃肠道不适。新型制剂技术的应用,例如开发具有良好溶解性和生物利用度的镁复合物(如苏糖酸镁、L-苏糖酸镁)或缓释制剂,可以显著提高镁的吸收效率并改善耐受性。同时,通过探索经皮镁剂、静脉用特定镁制剂或结合其他营养素(如维生素D、维生素B6)的协同方案,能够更精准地满足不同病因和严重程度镁缺乏患者的需求,并可能针对特定组织(如骨骼肌、心肌、神经系统)实现更好的补充效果。开发和应用这些更高效、更具针对性的镁补充策略,为有效管理和治疗镁缺乏及其相关疾病(如心律失常、肌肉痉挛、骨质疏松、偏头痛等)提供了新的方向和希望。

10.2.3　联合用药的策略

在治疗人体必需元素缺乏引发的疾病时,联合用药是一种更有效的策略。通过合理搭配不同的药物,可以发挥协同作用,提高治疗效果,减少不良反应的发生。

在治疗骨质疏松症时,除了补充钙剂和维生素D外,还可以联合使用其他药物,如双膦酸盐类药物、降钙素、甲状旁腺激素类似物等。双膦酸盐类药物可以抑制破骨细胞的活性,减少骨吸收,增加骨密度;降钙素可以抑制破骨细胞的功能,降低血钙水平,缓解骨痛症状;甲状旁腺激素类似物可以促进骨形成,增加骨密度。联合使用这些药物可以从不同的角度调节骨代谢,更有效地治疗骨质疏松症,减少骨折的发生风险。

在治疗缺铁性贫血时,除了补充铁剂和维生素C外,还可以联合使用维生素B_{12}和叶酸。维生素B_{12}和叶酸是DNA合成过程中必需的辅酶,缺乏维生素B_{12}和叶酸会导致巨幼细胞贫血。在缺铁性贫血患者中,尤其是长期严重贫血的患者,可能同时存在维生素B_{12}和叶酸缺乏的情况。联合使用维生素B_{12}和叶酸可以促进红细胞的成熟和分裂,提高贫血治疗的效果。

对于锌缺乏导致的生长发育障碍和免疫功能低下,在补充锌剂的同时,可以联合使用其他营养素和药物,如维生素A、维生素D、益生菌等。维生素A对儿童的生长发育和免疫系统功能也有着重要的作用,缺乏维生素A会导致生长迟缓、免疫功能下降等问题;维生素D可以促进钙的吸收和利用,对骨骼的生长发育至关重要;益生菌可以调节肠道菌群平衡,促进营养物质的吸收,增强免疫力。联合使用这些营养素和药物可以协同作用,更好地促进儿童的生长发育,提高免疫力。

在治疗碘缺乏引起的甲状腺疾病时,除了补充碘剂外,对于一些甲状腺功能减退的患者,可能需要联合使用甲状腺激素替代治疗。甲状腺激素替代治疗可以补充体内缺乏的甲状腺激素,维持正常的甲状腺功能,缓解甲状腺功能减退的症状。

在治疗硒缺乏相关的疾病时,除了补充硒剂外,还可以联合使用其他抗氧化剂和免疫调节剂,如维生素 E、维生素 C、左旋咪唑等。这些药物可以协同作用,增强抗氧化能力,调节免疫系统功能,提高对疾病的治疗效果。

在治疗镁缺乏引起的相关疾病时,除了直接补充镁剂以纠正体内镁水平外,对于合并特定并发症或代谢紊乱的患者,常需采取联合用药策略。例如,针对合并维生素 D 缺乏的患者,需联合补充维生素 D,以协同促进肠道对镁的吸收并共同调节钙磷代谢;针对因镁缺乏导致顽固性低钾血症的患者,则需联合补充钾剂,因为镁是维持细胞钠钾泵功能的关键因子,单纯补钾在低镁状态下难以奏效且无法维持效果。这种联合用药方法不仅着眼于提升血镁浓度,更强调通过协同作用机制(如促进吸收、纠正共存的电解质失衡、改善相关代谢通路功能)来更全面有效地解决镁缺乏的根本问题及其复杂的临床表现。

10.3 开发无机药物面临的挑战

10.3.1 元素的生物利用度与安全性问题

(1)生物利用度挑战:在开发无机药物时,元素的生物利用度是一个关键问题。不同的无机化合物中元素的生物利用度可能存在很大差异,这受到多种因素的影响,如药物的化学结构、剂型、胃肠道环境等。一些钙剂虽然含钙量高,但在胃肠道中的溶解度低,生物利用度不高。例如,碳酸钙在胃酸缺乏的情况下,溶解度会显著降低,导致钙的吸收减少。铁剂在胃肠道中容易被氧化,形成难以吸收的高铁化合物,降低了铁的吸收利用率。此外,一些微量元素如硒、锌等,其无机化合物的生物利用度也受到多种因素制约,如与食物中其他成分的相互作用等,可能影响其在体内的吸收和利用效率。

(2)安全性挑战:无机药物的安全性也是一个重要问题。一些元素在过量摄入时可能会对人体造成毒性作用。例如,铁过量摄入会导致铁过载,引起肝脏、心脏等器官的损伤;锌过量摄入会影响铜的吸收,导致铜缺乏等问题。对于一些重金属元素如汞、砷等,即使在作为药物使用时剂量较低,但长期或不当使用也可能在体内蓄积,对神经系统、肾脏等重要器官造成严重损害。此外,不同个体对元素的耐受性存在差异,某些特殊人群如孕妇、儿童、老年人以及患有特定疾病的患者,可能对无机药物的安全性更为敏感。

(3)应对策略:为提高元素的生物利用度,可以采用一些方法。例如,将碳酸钙与维生素 D 联合使用,维生素 D 可以促进肠道对钙的吸收;或者选择溶解度较高的钙剂,如葡萄糖酸钙、乳酸钙等。开发一些新型的铁剂,如铁氨基酸螯合物、铁多糖复合物等,这些铁剂具有更高的稳定性和生物利用度,能够更有效地被人体吸收利用。对于微量元素的生物利用度问题,可以通过优化药物配方、改变剂型等方式,减少与食物成分的相互作用,提高其吸收效率。在确保安全性方面,需要严格控制元素的剂量,进行充分的毒理学研究。建立完善的药物安全性评价体系,包括急性毒性试验、慢性毒性试验、生殖毒性试验等,全面评估药物的安全性。对于特殊人群,制定个性化的用药方案,根据其生理特点和健康状况调整药物剂量和使用方法。同时,加强对患者的用药指导和监测,及时发现和处理可能出现的不良反应。

10.3.2　药物的稳定性与制剂工艺难题及应对策略

（1）稳定性挑战：无机药物的稳定性也是开发过程中需要解决的问题。一些无机化合物在储存和使用过程中容易发生分解、氧化等反应，导致药物的活性降低或失效。例如，一些铁剂在空气中容易被氧化，颜色变深，其有效成分含量降低，影响药物的疗效。含硒的无机药物在光照、高温等条件下，可能会发生硒的氧化或还原反应，改变药物的化学结构和活性。此外，一些无机药物在溶液状态下可能会发生沉淀、结晶等现象，影响药物的均匀性和稳定性。

（2）制剂工艺挑战：无机药物的制剂工艺也面临诸多挑战。药物的颗粒大小、形状、表面性质等都会影响药物的吸收和分布。例如，颗粒过大的无机药物可能在胃肠道中难以溶解和吸收，而颗粒过小则可能容易团聚，影响药物的稳定性和均匀性。此外，无机药物的制剂还需要考虑药物与辅料之间的相互作用，一些辅料可能会与无机药物发生化学反应，影响药物的质量和疗效。同时，制备过程中的温度、湿度、压力等条件也需要精确控制，否则可能会导致药物的性能发生变化。

（3）应对策略：为提高无机药物的稳定性，可以采用一些方法。例如，对铁剂等容易氧化的药物，可以采用密封包装、添加抗氧化剂等方式，防止药物氧化。对于含硒的无机药物，可以选择合适的储存条件，如避光、低温保存等，减少药物的分解反应。在制剂工艺方面，优化药物的颗粒大小和形状，采用微粉化、纳米化等技术，提高药物的溶解度和吸收效率。同时，选择合适的辅料，避免药物与辅料之间发生不良反应。建立严格的制备过程控制体系，精确控制温度、湿度、压力等条件，确保药物的质量和稳定性。此外，还可以采用先进的制剂技术，如脂质体、纳米粒、微胶囊等，改善药物的性能，提高药物的稳定性和生物利用度。

参考文献

［1］王懿. 浅谈人体必需矿物质元素钙、铁、锌、硒及其强化剂［J］. 食品安全导刊，2021（25）：33-34.

［2］鲍建民. 钙的生理功能及吸收利用［J］. 微量元素与健康研究，2006，23（4）：65-66.

［3］王雨朔，孟凡超. 铁元素与帕金森病研究进展［J］. 中国实用神经疾病杂志，2021，24（16）：1465-1472.

［4］邬建飞，谭友果，蔡端芳，等. 常见维生素和铁、铜、锌元素治疗阿尔茨海默病的研究进展［J］. 中国比较医学杂志，2025，35（2）：124-130.

［5］刘兴敏，康龙丽. 碘元素与健康［J］. 西藏医药，2023，44（1）：141-142.

［6］陈丽娟. 硒的营养功能及富硒鸡蛋的研究进展［J］. 山东畜牧兽医，2024，45（11）：88-90.

［7］Chitturi R，Prashanth L，Kattapagari K，et al. A review on role of essential trace elements in health and disease［J］. Journal of Dr NTR University of Health Sciences，2015，4(2)：75.

[8] 何雄，游恩卓，李加兴，等. 低钠盐和含镁复合调味料对大鼠血压的影响及机理分析[J]. 食品科学，2025，46(12)：220-225.

[9] 计珂雯. 钙镁元素缺乏对苹果生理代谢特性的影响分析[J]. 山东农业工程学院学报，2024，41(10)：32-39.

[10] 许培群，曹怡，周莲. 妊娠期维生素 D 维生素 E 钙元素及锌元素水平与早产的相关性分析[J]. 中国妇幼保健，2020，35(20)：3758-3760.

[11] Martirosyan A，Jordana X，Juanhuix J，et al. Trace elements，maturation processes and diagenesis in human deciduous incisors[J]. Journal of Archaeological Science，2025，180：106274.

第 11 章

无机药物前沿与展望

11.1　无机药物研发前沿技术

11.1.1　人工智能与大数据应用

机器学习算法在无机药物设计中发挥着重要作用。支持向量机(SVM)算法可根据无机化合物的结构特征和生物活性数据,建立结构-活性关系模型,预测新化合物的生物活性。例如,通过分析大量已知活性的无机化合物的结构信息,如原子组成、化学键类型等,利用 SVM 算法建立模型,能够快速筛选出具有潜在活性的化合物。深度学习算法如卷积神经网络(CNN)可用于分析无机化合物的三维结构信息,挖掘化合物结构与活性之间的潜在关系。在药物设计中,CNN 可以对化合物的分子结构图像进行分析,预测化合物与靶点的结合能力,为药物设计提供指导。

大数据分析能够整合临床研究中的多源数据,包括患者的基因组数据、临床症状、治疗反应等。通过对这些数据的综合分析,可以发现药物疗效的影响因素。例如,在研究某无机药物治疗类风湿关节炎的临床效果时,通过大数据分析发现,患者的基因多态性与药物疗效密切相关。某些基因型的患者对药物的反应更好,而另一些则较差。此外,大数据分析还可用于药物不良反应的监测和预警。通过实时收集和分析大量患者的用药数据,能够及时发现罕见的不良反应,为药物的安全性评估提供依据。

人工智能与大数据的结合推动了无机药物研发模式从传统的经验驱动向数据驱动转变。在研发过程中,利用人工智能算法对大数据进行挖掘和分析能够发现新的药物靶点和作用机制。同时,通过模拟药物在体内的药代动力学和药效学过程,可以优化药物的剂量和给药方案。例如,利用人工智能和大数据技术,研究人员可以建立虚拟的药物研发模型,在计算机上模拟药物的研发过程,提前预测药物的疗效和安全性,减少实验动物的使用和研发成本。

11.1.2　打印技术应用

3D 打印无机药物制剂的制备首先要解决药物粉末的预处理问题。对于一些难溶性无机药物,如硫酸钡,需要对其进行微粉化处理,减小颗粒粒径,提高药物的溶解度和可打印性。在打印材料选择方面,常用的有聚乳酸-羟基乙酸共聚物(PLGA)等生物可降解聚合物。将无机药物与 PLGA 混合制成可打印的丝状材料,通过熔融沉积建模(FDM)技术进行 3D 打印。在打印过程中,需要精确控制打印温度、速度和层高,以确保药物制剂的质量。例如,打印温度过高可能导致药物的降解,而打印速度过快则可能影响制剂的成型精度。

3D 打印技术能够根据患者的个体差异,如年龄、体重、疾病严重程度等,定制个性化的无机药物制剂。对于儿童患者,由于其吞咽能力有限,可通过 3D 打印技术制备出形状可爱、易于吞咽的药物剂型,如卡通形状的片剂。对于患有多种疾病的老年患者,可将多种无机药物打印在同一制剂中,按照不同的时间顺序释放,实现多种药物的协同治疗,提高患者的服药依从性。

质量控制是确保 3D 打印无机药物制剂安全性和有效性的关键。需要对打印原料进行严格的质量检测,包括药物的纯度、粒度分布等。在打印过程中,要实时监测打印参数,如温度、压力等,确保制剂的一致性。对于成品,要进行全面的质量评估,包括药物含量、溶出度、稳定性等。在监管方面,相关部门需要制定专门的法规和标准,规范 3D 打印无机药物制剂的研发、生产和销售,确保患者的用药安全。

11.1.3　纳米技术应用

纳米技术的兴起为无机药物的制备带来了革新。在制备方法上,物理法中的球磨法通过高速旋转的研磨球对无机药物原料进行撞击、研磨,使其颗粒细化至纳米级。例如,在制备纳米碳酸钙时,通过球磨处理,可获得粒径均匀的纳米碳酸钙颗粒,其比普通碳酸钙具有更大的比表面积,能更有效地参与化学反应。化学法中的沉淀法,如在制备纳米氧化铁时,通过控制铁盐溶液的浓度、pH 以及反应温度等条件,使铁离子与沉淀剂反应生成纳米级的氧化铁颗粒。这种方法制备的纳米氧化铁具有良好的分散性和可控的粒径。生物法利用微生物或生物分子作为模板或还原剂来合成纳米无机药物。例如,某些细菌能够在体内合成纳米金颗粒,这种生物合成的纳米金颗粒具有独特的生物相容性和较低的毒性。

纳米无机药物的尺寸效应和表面效应使其在药物领域展现出独特优势。量子尺寸效应使得纳米无机药物在光学、电学等性质上与宏观材料不同。以纳米硫化镉材料为例,其纳米颗粒的荧光性质与体相硫化镉有显著差异,可用于生物荧光标记,提高生物检测的灵敏度。表面效应导致纳米无机药物表面原子比例高,表面活性大。纳米银颗粒由于其高比表面积和高表面活性,能够更有效地与细菌表面的蛋白质结合,破坏细菌的细胞膜结构,从而发挥强大的抗菌作用。

为实现纳米无机药物的靶向递送,研究人员采用了多种表面修饰策略。将叶酸修饰在纳米颗粒表面,由于肿瘤细胞表面高表达叶酸受体,叶酸修饰的纳米无机药物能够特异性地与肿瘤细胞结合,实现肿瘤部位的靶向递送。例如,叶酸修饰的纳米氧化铁颗粒可作为磁共振成像的靶向造影剂,用于肿瘤的早期诊断。抗体修饰也是常用的方法,将抗肿瘤抗体连接到纳米颗粒表面,使纳米无机药物能够精准地作用于肿瘤细胞。

在控释方面,智能纳米载体的研发取得了显著进展。pH 响应型纳米载体根据肿瘤组织微环境的酸性比正常组织更强的特点,可在肿瘤部位释放药物。例如,用聚合物包裹的纳米无机药物,在正常生理环境下保持稳定,当到达肿瘤组织时,由于酸性环境使聚合物降解,从而释放出药物。温度响应型纳米载体则可在体温或局部加热的条件下释放药物,实现对特定部位的药物控释。

在疾病诊断领域,纳米无机药物作为造影剂具有独特优势。纳米二氧化钆是一种常用的磁共振成像造影剂,其纳米尺寸使其能够快速分布到组织中,增强磁共振成像的对比度,有助于发现微小病变。在治疗方面,纳米无机药物能够提高药物的疗效并降低毒副作用。与传统紫杉醇相比,纳米紫杉醇制剂具有更好的溶解性和生物利用度,能够更有效地抑制肿瘤细胞生长,同时减少对正常组织的损伤。此外,纳米无机药物还可用于联合治疗,如将纳米金颗粒与化疗药物结合,利用纳米金的光热效应和化疗药物的细胞毒性,实现对肿瘤的协同治疗。

11.1.4　基因编辑与药物结合

CRISPR‐Cas9 等基因编辑技术为优化无机药物靶点提供了有力工具。在肿瘤治疗研究中,通过基因编辑技术敲除肿瘤细胞中与耐药相关的基因,如多药耐药性(MDR)基因,可使肿瘤细胞对顺铂等无机化疗药物重新敏感。研究发现,敲除 MDR 基因后,肿瘤细胞对顺铂的摄取增加,药物在细胞内的浓度升高,从而增强了顺铂的抗肿瘤效果。此外,基因编辑技术还可用于筛选新的药物靶点。通过对细胞基因组进行大规模的基因编辑和功能筛选,能够发现与疾病发生发展密切相关的新靶点,为无机药物的研发提供新的方向。

一些无机药物能够影响基因编辑酶的活性。锌离子作为许多酶的辅助因子,对 Cas9 酶的活性具有调节作用。适当浓度的锌离子可以增强 Cas9 酶的活性,提高基因编辑的效率;而过高浓度的锌离子则可能抑制 Cas9 酶的活性。此外,无机药物还可通过影响细胞内的信号通路来调控基因编辑过程。例如,某些无机化合物能够激活细胞内的 DNA 损伤修复信号通路,影响基因编辑过程中 DNA 双链断裂的修复方式,从而影响基因编辑的结果。

基因编辑-无机药物联合疗法在治疗一些难治性疾病方面具有巨大潜力。对于遗传性疾病,如地中海贫血,先利用基因编辑技术修复致病基因,再结合无机药物促进造血干细胞的增殖和分化,有望实现疾病的根治。然而,该联合疗法也面临诸多挑战。基因编辑技术的脱靶效应可能导致不可预测的基因突变,增加治疗的风险。无机药物与基因编辑工具之间的相互作用机制尚不完全清楚,可能影响治疗效果。此外,基因编辑技术的伦理问题也需要进一步探讨和解决。

11.2　新兴领域的应用前沿

11.2.1　精准医学应用

精准医学强调根据个体的基因特征来制定个性化的治疗方案。在无机药物的应用中,基因检测技术起到了关键作用。例如,对于患有癌症的患者,通过检测其肿瘤细胞中的基因突变情况,可以判断患者对某些无机化疗药物的敏感性。携带特定基因突变的非小细胞肺癌患者,对顺铂等无机化疗药物的反应可能不同。通过基因检测,筛选出对顺铂敏感的患者群体,能够更精准地使用顺铂进行治疗,提高治疗效果。对于一些遗传性疾病,如威尔逊氏症(一种铜代谢障碍疾病),基因检测可以确定患者的致病基因变异类型,从而选择合适的无机药物进行治疗。对于某些基因突变导致铜离子在体内蓄积的患者,使用青霉胺等能够与铜离子结合并促进其排出的无机药物,可有效缓解病情。

在精准治疗过程中,对无机药物的疗效进行实时监测和准确评估至关重要。生物标志物检测是常用的监测手段之一。例如,在使用含硒无机药物治疗某些心血管疾病时,通过检测血液中谷胱甘肽过氧化物酶(GSH-Px)的活性水平,可以评估硒元素对机体抗氧化能力的影响,进而判断药物的疗效。GSH-Px 是一种含硒酶,其活性的变化能够反映硒在体内的功能状态。此外,影像学检查也可用于无机药物疗效的评估。对于使用纳米无机药物进行肿瘤治疗的患者,通过磁共振成像(MRI)或正电子发射计算机断层扫描(PET)等影像学技术,可以观察肿瘤的大小、形态以及药物在肿瘤组织中的分布情况,从而判断药物的治疗效果和是否需要调整治疗方案。

精准医学为无机药物研发带来了新的机遇。通过深入了解个体基因特征与药物反应之间的关系,可以开发出更具针对性的无机药物。针对特定基因突变的肿瘤患者,研发能够特异性作用于突变靶点的无机药物,有望提高治疗的精准性和有效性。然而,这也面临着诸多挑战。首先,基因检测技术的准确性和可靠性需要进一步提高,以确保能够准确识别个体的基因特征。其次,研发针对特定基因靶点的无机药物需要大量的基础研究和临床试验,成本高、周期长。此外,如何将基因信息与临床治疗决策有效结合,也是精准医学背景下无机药物研发面临的重要问题。

11.2.2 再生医学应用

无机药物在组织再生与修复中发挥着重要作用。钙、磷等无机元素是骨骼和牙齿的重要组成部分,适当补充钙剂和磷酸盐可以促进骨组织的再生和修复。在骨折治疗中,使用含有钙、磷的无机药物制剂,如磷酸钙骨水泥,能够为骨组织的生长提供支架,促进新骨的形成。此外,一些微量元素如锌、铜等也参与了组织修复过程。锌离子能够促进细胞的增殖和分化,加速伤口愈合;铜离子则在胶原蛋白的合成中发挥作用,有助于皮肤和软组织的修复。

无机药物与生物材料联合使用是再生医学领域的研究热点。例如,将纳米银颗粒与生物降解聚己内酯(PCL)材料复合,制备成抗菌性的组织工程支架。纳米银具有强大的抗菌活性,能够有效抑制伤口感染,PCL 材料则为细胞的生长和组织的修复提供了良好的支撑结构。在软骨再生方面,将含有镁离子的无机药物与水凝胶生物材料相结合,镁离子可以促进软骨细胞的增殖和分化,水凝胶则具有良好的生物相容性和可塑性,能够填充软骨缺损部位,促进软骨组织的再生。

在器官再生与修复领域,无机药物也展现出了潜在的应用价值。对于肝脏再生,研究发现硒元素能够调节肝脏细胞的代谢和抗氧化能力,促进肝脏组织的修复和再生。在肾脏再生方面,一些含有锂元素的无机药物被发现可以调节肾脏细胞的增殖和分化,对肾脏损伤后的修复具有一定的促进作用。此外,通过纳米技术将无机药物精准递送到受损器官,能够提高药物的作用效果,为器官再生与修复提供了新的途径。

11.2.3 肿瘤免疫治疗应用

无机药物可以调节免疫细胞的功能,增强机体的抗肿瘤免疫反应。例如,硒元素能够提高 T 淋巴细胞、自然杀伤细胞(NK 细胞)和巨噬细胞的活性。硒可以促进 T 淋巴细胞的增殖和分化,增强其对肿瘤细胞的杀伤能力;同时,硒还可以激活 NK 细胞,使其能够更有效地识别和杀伤肿瘤细胞。此外,硒能够增强巨噬细胞的吞噬功能,促进其对肿瘤细胞的吞噬和清除。一些金属离子如锌、铜等也参与了免疫细胞的功能调节,锌离子可以维持免疫细胞的正常代谢和功能,铜离子则在免疫细胞的信号传导中发挥作用。

免疫检查点抑制剂在肿瘤治疗中取得了显著进展,但仍存在一些患者对其不敏感或出现耐药的问题。将无机药物与免疫检查点抑制剂联合使用,有望提高治疗效果。例如,顺铂等无机化疗药物可以诱导肿瘤细胞发生免疫原性死亡,释放出肿瘤相关抗原,激活机体的免疫系统。同时,使用免疫检查点抑制剂如程序性死亡受体 1(PD-1)抑制剂,可以解除肿瘤细胞对免疫细胞的抑制,增强免疫细胞对肿瘤细胞的攻击能力。这种联合治疗策略能够协同发挥无机药物和免疫检查点抑制剂的优势,提高肿瘤治疗的疗效。

肿瘤免疫微环境是肿瘤细胞生长和发展的重要基础,无机药物在调控肿瘤免疫微环境方面具有重要作用。一些无机药物可以调节肿瘤微环境中的细胞因子水平,如通过调节白细胞介素、干扰素等细胞因子的分泌,改变肿瘤微环境的免疫状态。此外,无机药物还可以影响肿瘤相关巨噬细胞的极化,使其从促肿瘤的 M2 型巨噬细胞向抗肿瘤的 M1 型巨噬细胞转变,从而增强机体的免疫反应。

11.2.4　神经退行性疾病治疗应用

神经退行性疾病如阿尔茨海默病、帕金森病等严重威胁着人类的健康和生活质量。无机药物在神经细胞保护与修复方面具有多种作用机制。例如,镁离子能够调节神经细胞的能量代谢,维持神经细胞膜的稳定性。在神经细胞受到损伤时,镁离子可以减少钙离子的内流,减轻细胞内钙超载引起的神经毒性。此外,一些微量元素如锌、硒等具有抗氧化作用,能够清除神经细胞内的自由基,减少氧化应激对神经细胞的损伤。锌离子还参与了神经递质的合成和释放过程,对维持正常的神经功能具有重要意义。

在阿尔茨海默病的治疗研究中,锂元素受到了广泛关注。研究发现,锂盐可以调节大脑中的糖原合成酶激酶-3β(GSK-3β)活性,而 GSK-3β 与 β-淀粉样蛋白的生成和 tau 蛋白的磷酸化密切相关,锂盐的调节作用可能有助于减少 β-淀粉样蛋白的沉积和 tau 蛋白的异常磷酸化,从而延缓阿尔茨海默病的进展。在帕金森病的治疗方面,一些含有铁螯合剂的无机药物被使用。帕金森病患者的脑部存在铁离子异常蓄积的现象,铁螯合剂可以清除过多的铁离子,减少氧化应激损伤,对帕金森病的治疗具有潜在的价值。

无机药物治疗神经退行性疾病具有一定的临床前景,但也面临着诸多挑战。一方面,神经退行性疾病的发病机制复杂,目前尚未完全明确,这使得无机药物的研发和治疗靶点的确定存在困难。另一方面,无机药物在脑部的递送效率较低,难以达到有效的治疗浓度。此外,长期使用无机药物可能会产生一些不良反应,需要进一步评估其安全性和耐受性。

11.3　与其他学科的交叉融合

11.3.1　与材料科学融合

材料科学的飞速发展为无机药物载体材料的创新提供了广阔空间。在研发新型无机药物载体材料时,研究人员常要致力于寻找具有良好生物相容性、可控释药性能和靶向性的材料。例如,介孔二氧化硅纳米颗粒(MSNs)作为一种新型无机载体,具有较大的比表面积和孔容,能够负载大量的无机药物。其表面还可进行功能化修饰,如连接靶向配体,实现药物的精准递送。此外,金属-有机框架(MOFs)材料也备受关注。MOFs 是金属离子或团簇与有机配体通过自组装形成的具有周期性网络结构的晶态材料。一些 MOFs 材料对无机药物具有良好的吸附和缓释性能,且其结构可根据需求进行设计和调控,为无机药物的载体提供了新的选择。在研发过程中,通过调整 MOFs 的组成和结构,可以优化其对药物的负载量和释放行为,以满足不同治疗需求。

智能材料能够对外界环境(如温度、pH、光、磁场等)的变化做出响应,与无机药物结合后可实现药物的智能控释。例如,温敏性水凝胶是一种常见的智能材料,当温度发生变化时,其溶胀性能会发生改变。将无机药物负载到温敏性水凝胶中,在体温下,水凝胶溶胀并缓慢释放药物,实现药物的持续供应。又如,磁性纳米材料与无机药物结合后,可在外加磁场的作用下定向移动,实现药物的靶向递送。在肿瘤治疗中,可将磁性纳米颗粒与抗癌无机药物结合,通过外部磁场引导,使药物集中于肿瘤部位,提高药物浓度,增强治疗效果,同时减少对正常组织的损伤。此外,光响应性材料与无机药物结合后可在特定波长的光照射下释放药物,为精准治疗提供了新的途径。

材料科学的理论和技术发展为无机药物研发提供了诸多新思路。纳米材料的独特性质,如小尺寸效应、表面效应等,启发研究人员开发出纳米级无机药物,提高药物的生物利用度和疗效。例如,纳米银颗粒由于其高比表面积和强抗菌活性,被广泛应用于抗菌药物的研发。同时,材料科学中的 3D 打印、微流控等技术也为无机药物制剂的制备提供了新的方法。3D 打印技术可根据患者的个体需求定制具有特定形状和结构的无机药物制剂,实现个性化治疗。微流控技术则能够精确控制药物的制备过程,制备出具有均匀粒径和良好性能的无机药物颗粒。此外,材料科学中对材料结构与性能关系的研究方法也可应用于无机药物的研发,帮助研究人员深入了解无机药物的作用机制,优化药物的性能。

11.3.2　与生物物理学融合

生物物理学为研究无机药物的生物物理特性提供了有力的工具和方法。使用 X 射线晶体学、核磁共振等技术,可以深入研究无机药物的分子结构,了解其与生物分子(如蛋白质、核酸等)的相互作用方式。例如,利用 X 射线晶体学技术解析顺铂与 DNA 的结合结构,发现顺铂能够与 DNA 形成共价键,从而抑制 DNA 的复制和转录,发挥抗癌作用。此外,荧光光谱、圆二色谱等技术可用于研究无机药物对生物分子构象的影响。一些无机药物与蛋白质结合后,会引起蛋白质构象的变化,通过荧光光谱和圆二色谱等技术可以检测到这些变化,进而揭示无机药物的作用机制。

生物物理学技术在探究无机药物的作用机制方面发挥着关键作用。单分子技术可以为在单个分子水平上研究无机药物与生物分子的相互作用过程,提供更为详细的信息。例如,利用单分子荧光共振能量转移(FRET)技术,可以实时监测无机药物与 DNA 分子之间的相互作用动态过程,了解药物对 DNA 结构和功能的影响。原子力显微镜(AFM)则可用于观察无机药物与细胞表面的相互作用,以及药物进入细胞的过程。通过 AFM 可以直观地看到无机药物颗粒与细胞膜结合、吸附其上以及进入细胞的细节,为深入理解药物的作用机制提供了重要依据。此外,电生理学技术可用于研究无机药物对离子通道的影响,揭示药物对细胞电生理特性的调控作用。

基于生物物理学的研究成果,可以对无机药物进行设计和优化。通过了解无机药物与生物分子的相互作用机制,研究人员可以有针对性地对药物的结构进行修饰和改造,提高药物的活性和选择性。例如,根据顺铂与 DNA 的结合模式,对顺铂的结构进行修饰,开发出具有更高抗癌活性和更低毒副作用的新型铂类抗癌药物。也可利用生物物理学技术对药物的性能进行评估,筛选出具有良好生物物理特性的药物候选物,加速无机药物的研发进程。此外,生物物理学还可以为药物的剂型设计提供指导,通过优化药物的物理形态和制剂工艺,提高药物的稳定性和生物利用度。

11.3.3 与中医药学融合

中药复方是中医药治疗疾病的重要形式,其中常含有无机药物成分。研究无机药物在中药复方中的作用机制,有助于揭示中药复方的药效物质基础和作用原理。例如,在一些治疗肝病的中药复方中,常含有含锌的无机药物。锌元素在体内参与多种酶的组成和代谢调节,在中药复方中可通过调节肝脏细胞的代谢功能,增强肝脏的解毒能力,从而发挥治疗作用。此外,一些含砷的无机药物(如雄黄)在传统中药中也有应用,研究发现其在复方中可通过与其他中药成分相互作用,调节机体的免疫功能,发挥抗肿瘤等作用。通过现代科学技术,如代谢组学、蛋白质组学等,深入研究无机药物在中药复方中的作用机制,能够为中药复方的合理应用和创新发展提供科学依据。

中医药的整体观念和辨证论治思想强调根据患者的整体情况和病情变化进行个体化治疗。在无机药物研发中,可以借鉴这一思想,根据不同患者的体质、病情和症状,合理选择和配伍无机药物。例如,根据中医的五行学说,不同的无机元素与人体的五脏六腑存在对应关系,在治疗疾病时可以根据这种关系进行药物的选择和应用。此外,中医药的药物配伍理论,如君臣佐使原则,也可为无机药物的联合应用提供指导。通过合理配伍无机药物,使其协同作用或相互制约,达到更好的治疗效果,同时减少不良反应的发生。

无机药物与中药联合应用在临床上具有独特的优势和广阔的前景。在治疗一些慢性疾病时,如糖尿病、心血管疾病等,无机药物与中药联合使用可以发挥各自的优势,提高治疗效果。例如,在糖尿病治疗中,一些含铬的无机药物可以调节血糖代谢,而中药则可以通过调节机体的整体功能,改善患者的症状和生活质量。两者联合应用,既能有效控制血糖,又能减少西药的副作用。此外,在肿瘤治疗中,无机化疗药物与中药联合使用,可以增强抗癌效果,减轻化疗药物的毒副作用,提高患者的耐受性和生活质量。随着对无机药物与中药联合应用研究的不断深入,这种治疗模式有望为更多疾病的治疗提供新的选择和思路。

11.4 未来展望

11.4.1 多靶点药物研发趋势

传统的无机药物研发往往针对单一靶点进行设计和开发,但由于疾病的复杂性,单一

靶点药物的疗效往往有限。未来,无机药物研发将逐渐向多靶点药物研发转变。通过深入研究疾病的发病机制,发现多个关键靶点,并设计能够同时作用于多个靶点的无机药物,有望提高治疗效果。例如,在肿瘤治疗中,肿瘤细胞的生长和转移涉及多个信号通路和靶点,开发能够同时抑制多个肿瘤相关靶点的无机药物,可能会更有效地抑制肿瘤细胞的增殖和扩散。此外,多靶点药物还可以减少肿瘤细胞对单一药物的耐药性,提高治疗的持久性。

11.4.2　个性化精准药物前景

随着精准医学的发展,个性化、精准化的无机药物将成为未来的发展方向。通过对患者的基因、蛋白质组学等信息的分析,了解患者的个体差异和疾病特征,为患者量身定制个性化的无机药物治疗方案。例如,对于具有特定基因突变的患者,研发能够特异性作用于该突变靶点的无机药物,实现精准治疗。此外,利用纳米技术、基因编辑技术等前沿技术,实现无机药物的精准递送和控释,提高药物的疗效和安全性。个性化、精准化无机药物的发展将为患者提供更有效的治疗选择,提高治疗效果和生活质量。

11.4.3　联合治疗手段趋势

无机药物与其他治疗手段(如免疫治疗、基因治疗、中医治疗等)的联合应用将成为未来的发展趋势。不同治疗手段之间可以相互协同,发挥各自的优势,提高治疗效果。例如,在肿瘤治疗中,无机化疗药物与免疫检查点抑制剂联合使用,可以增强机体的抗肿瘤免疫反应,提高疗效。无机药物与基因治疗联合应用,可以通过基因编辑技术优化药物靶点,提高药物的治疗效果。此外,无机药物与中医治疗联合应用,如与中药复方联合使用,可以发挥中西医结合的优势,减少药物的毒副作用,提高患者的耐受性。

11.4.4　预防医学应用潜力

无机药物在预防医学中具有广阔的应用潜力。一些无机元素如硒、锌、铁等对于维持人体的正常生理功能和免疫系统的健康至关重要。通过合理补充这些无机元素,可以预防一些疾病的发生。例如,硒具有抗氧化和免疫调节作用,适当补充硒元素可以降低患心血管疾病、癌症等疾病的风险。锌元素对于儿童的生长发育和免疫系统的发育具有重要作用,补充锌元素可以预防儿童生长发育迟缓、免疫力低下等。此外,一些无机药物还可以用于预防骨质疏松症、贫血等常见疾病。通过在饮食中添加适量的含钙、铁等无机药物的营养补充剂,可以预防这些疾病的发生,提高人群的健康水平。

11.4.5　慢性病管理作用

对于慢性病患者,无机药物可以在疾病的控制和管理中发挥重要作用。例如,在糖尿病管理中,一些含铬的无机药物可以调节血糖代谢,改善胰岛素抵抗,辅助控制血糖水平。在心血管疾病管理中,镁离子、钾离子等无机离子对于维持心脏的正常节律和血管的健康具有重要作用。通过补充这些无机离子,可以预防和治疗心律失常、高血压等心血管疾病。此外,慢性肾病患者合理补充钙、磷等无机元素对于维持骨骼健康和肾脏功能具有重要意义。

参考文献

[1] Sathiyamoorthy P, Vasvani S, Kuppa S S, et al. Macrophage targeting precision nanomedicine utilizing ROS-responsive metallozyme-loaded nanomicelle for enhanced treatment of gout-induced inflammation[J]. Science and Technology of Advanced Materials, 2025, 26(1): 2491304.

[2] 姚璐, 王如意, 宁约瑟, 等. 基因编辑技术及其在作物抗病中的应用[J/OL]. (2025 - 07 - 09) [2025 - 07 - 15]. https://link. cnki. net/doi/10. 13926/j. cnki. apps. 001710.

[3] 陈跃, 彭登赛, 丁泓尹, 等. 精准医学时代的核医学诊疗一体化[J]. 西南医科大学学报, 2025, 48(4): 343-349.

[4] Silva F. Regenerative medicine[J]. Journal of Translational Medicine, 2024, 22(1): 721.

[5] Yang E L, Wang W Y, Liu Y Q, et al. Tumor-targeted catalytic immunotherapy[J]. Advanced Materials, 2025, 37(5): 2413210.

[6] Han W L, Shen Z L, Zou J, et al. Therapeutic approaches of dual-targeted nanomedicines for tumor multidrug resistance[J]. Current Drug Delivery, 2024, 21(2): 155-167.

[7] Zhen G, Do N, Manh N V, et al. Discovery of a novel multitarget analgesic through an in vivo-guided approach[J]. Pharmaceuticals, 2025, 18(2): 205.